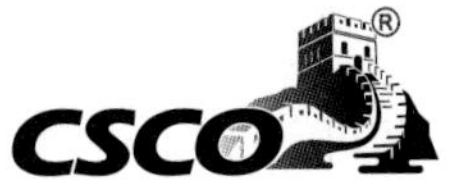

中国临床肿瘤学会（CSCO）
免疫检查点抑制剂相关的毒性管理指南
2021

GUIDELINES OF CHINESE SOCIETY OF CLINICAL ONCOLOGY (CSCO)

MANAGEMENT OF IMMUNE CHECKPOINT INHIBITOR-RELATED TOXICITY

中国临床肿瘤学会指南工作委员会　组织编写

人民卫生出版社
·北　京·

图书在版编目（CIP）数据

中国临床肿瘤学会（CSCO）免疫检查点抑制剂相关的毒性管理指南.2021 / 中国临床肿瘤学会指南工作委员会组织编写. —北京：人民卫生出版社，2021.4（2021.6 重印）

ISBN 978-7-117-31421-3

Ⅰ.①中… Ⅱ.①中… Ⅲ.①免疫抑制剂—毒性—管理-指南 Ⅳ.①R979.5-62

中国版本图书馆 CIP 数据核字（2021）第 054676 号

中国临床肿瘤学会（CSCO）免疫检查点抑制剂相关的毒性管理指南 2021

Zhongguo Linchuang Zhongliu Xuehui (CSCO) Mianyi Jianchadian Yizhiji Xiangguan de Duxing Guanli Zhinan 2021

组织编写：中国临床肿瘤学会指南工作委员会
出版发行：人民卫生出版社（中继线 010-59780011）
地　　址：北京市朝阳区潘家园南里 19 号
邮　　编：100021
E - mail：pmph @ pmph.com
购书热线：010-59787592　010-65264830　010-59787584
印　　刷：北京盛通印刷股份有限公司
经　　销：新华书店
开　　本：787 × 1092　1/32　　印张：5
字　　数：124 千字
版　　次：2021 年 4 月第 1 版
印　　次：2021 年 6 月第 2 次印刷
标准书号：ISBN 978-7-117-31421-3
定　　价：42.00 元
打击盗版举报电话：010-59787491　E-mail：WQ @ pmph.com
质量问题联系电话：010-59787234　E-mail：zhiliang @ pmph.com

中国临床肿瘤学会指南工作委员会

组　长　赫　捷　　　李　进

副组长　（以姓氏汉语拼音为序）

程　颖　　樊　嘉　　郭　军　　江泽飞
梁　军　　马　军　　秦叔逵　　王　洁
吴一龙　　徐瑞华　　于金明

中国临床肿瘤学会（CSCO）免疫检查点抑制剂相关的毒性管理指南

2021

专家组组长

秦叔逵　王宝成

副组长（以姓氏汉语拼音为序）

郭　军　李　进　梁　军　罗荣城　马　军　邱文生

王　俊　叶定伟　张　力　朱　军　朱　波

秘书组

王　俊　薛俊丽

专家组成员（以姓氏汉语拼音为序）（* 为执笔人）

郭　军　北京大学肿瘤医院肾癌黑色素瘤内科

郭　晔　同济大学附属东方医院肿瘤科

李　进　同济大学附属东方医院肿瘤科

李梦侠*　中国人民解放军陆军特色医学中心肿瘤科

梁　军　北京大学肿瘤医院消化肿瘤内科

罗荣城　南方医科大学肿瘤中心肿瘤内科
马　军　哈尔滨血液病肿瘤研究所
刘秀峰*　中国人民解放军东部战区总医院秦淮医疗区全军肿瘤中心
彭　智*　北京大学肿瘤医院消化肿瘤内科
秦叔逵　中国人民解放军东部战区总医院秦淮医疗区全军肿瘤中心
邱文生　青岛大学附属医院肿瘤内科
斯　璐*　北京大学肿瘤医院肾癌黑色素瘤内科
苏春霞*　同济大学附属上海市肺科医院肿瘤科
孙建国*　中国人民解放军陆军军医大学第二附属医院肿瘤科
王　锋*　中国人民解放军东部战区总医院全军肿瘤中心肿瘤内科
王　洁　中国医学科学院肿瘤医院肿瘤内科
王　俊*　山东第一医科大学第一附属医院肿瘤内科
王宝成　中国人民解放军联勤保障部队第九六〇医院肿瘤科
薛俊丽*　同济大学附属东方医院肿瘤科

杨云鹏[*] 中山大学肿瘤防治中心内科
叶定伟 复旦大学附属肿瘤医院泌尿外科
张　力 中山大学肿瘤防治中心内科
张小田[*] 北京大学肿瘤医院消化肿瘤内科
章必成[*] 武汉大学人民医院肿瘤中心
周彩存 同济大学附属上海市肺科医院肿瘤科
朱　波 中国人民解放军陆军军医大学第二附属医院肿瘤科
朱　军 北京大学肿瘤医院淋巴肿瘤内科

基于循证医学证据、兼顾诊疗产品的可及性、吸收精准医学新进展，制定中国常见肿瘤的诊断和治疗指南，是中国临床肿瘤学会（CSCO）的基本任务之一。近年来，临床诊疗指南的制定出现新的趋向，即基于诊疗资源的可及性，这尤其适合于发展中国家，以及地区差异性显著的国家和地区。中国是幅员辽阔、地区经济和学术发展不平衡的发展中国家，CSCO 指南需要兼顾地区发展差异、药物和诊疗手段的可及性及肿瘤治疗的社会价值三个方面。因此，CSCO 指南的制定，要求每一个临床问题的诊疗意见根据循证医学证据和专家共识度形成证据类别，同时结合产品的可及性和效价比形成推荐等级。证据类别高、可及性好的方案，作为Ⅰ级推荐；证据类别较高、专家共识度稍低，或可及性较差的方案，作为Ⅱ级推荐；临床实用，但证据类别不高的，作为Ⅲ级推荐。CSCO 指南主要基于国内外临床研究成果和 CSCO 专家意见，确定推荐等级，以便于大家在临床实践中参考使用。CSCO 指南工作委员会相信，基于证据、兼顾可及、结合意见的指南，更适合我国的临床实际。我们期待得到大家宝贵的反馈意见，并将在指南更新时认真考虑、积极采纳合理建议，保持 CSCO 指南的科学性、公正性和时效性。

中国临床肿瘤学会指南工作委员会

CSCO 诊疗指南证据类别

证据特征			CSCO 专家共识度
类别	水平	来源	
1A	高	严谨的 Meta 分析、大型随机对照研究	一致共识 （支持意见 ≥ 80%）
1B	高	严谨的 Meta 分析、大型随机对照研究	基本一致共识，但争议小 （支持意见 60%~80%）
2A	稍低	一般质量的 Meta 分析、小型随机对照研究、设计良好的大型回顾性研究、病例 - 对照研究	一致共识 （支持意见 ≥ 80%）
2B	稍低	一般质量的 Meta 分析、小型随机对照研究、设计良好的大型回顾性研究、病例 - 对照研究	基本一致共识，但争议小 （支持意见 60%~80%）
3	低	非对照的单臂临床研究、病例报告、专家观点	无共识，且争议大 （支持意见 <60%）

CSCO 诊疗指南推荐等级

推荐等级	标准
Ⅰ级推荐	**1A 类证据和部分 2A 类证据** CSCO 指南将 1A 类证据，以及部分专家共识度高且在中国可及性好的 2A 类证据，作为Ⅰ级推荐。具体为：适应证明确、可及性好、肿瘤治疗价值稳定，纳入《国家基本医疗保险、工伤保险和生育保险药品目录》的诊治措施
Ⅱ级推荐	**1B 类证据和部分 2A 类证据** CSCO 指南将 1B 类证据，以及部分在中国可及性欠佳，但专家共识度较高的 2A 类证据，作为Ⅱ级推荐。具体为：国内外随机对照研究，提供高级别证据，但可及性差或者效价比不高；对于临床获益明显但价格较贵的措施，考虑患者可能获益，也可作为Ⅱ级推荐
Ⅲ级推荐	**2B 类证据和 3 类证据** 对于某些临床上习惯使用，或有探索价值的诊治措施，虽然循证医学证据相对不足，但专家组意见认为可以接受的，作为Ⅲ级推荐

CSCO 免疫检查点抑制剂相关的毒性管理指南 2021 更新要点

特殊人群筛查与基线检查

特殊人群筛查：

删除“更换 ICIs 治疗的患者”；“一般状况较差的患者”调整为“PS 评分≥ 2 的患者”；删除注释 f。

基线检查：

“对怀疑有自身免疫性疾病患者，行自身抗体、红细胞沉降率等检查”调整为“根据临床情况，考虑 C 反应蛋白（CRP）、血沉（ESR）或肌酸磷酸激酶（CPK）”。

皮肤毒性

注释 d：“cutaneous capillary endothelial proliferation，CCEP”修改为“reactive cutaneous capillary endothelial proliferation，RCCEP”；发生率修改为“66.8%”。

反应性皮肤毛细血管增生症（RCCEP）

“皮肤毛细血管增生症（CCEP）”改为“反应性皮肤毛细血管增生症（RCCEP）。

“分级 a-c”改为“分级”。

“管理建议”改为“Ⅰ级推荐”。

表格第一行增加“Ⅱ级推荐”“Ⅲ级推荐”。

G1 描述“单个或多个结节，最大径 <10mm，伴或不伴有破裂出血”改为“单个或多个结节，最大径≤ 10mm，伴或不伴破溃出血”。

G1 管理建议内容删除，改为“继续 ICIs 治疗；易摩擦部位可用纱布保护，避免出血；破溃出血者可采用局部压迫止血治疗”。

G2 描述“单个或多个结节，最大径 >10mm，伴或不伴有破裂出血”改为“单个或多个结节，最大径 >10mm，伴或不伴破溃出血”。

G2 管理建议内容删除，改为“继续 ICIs 治疗；易摩擦部位可用纱布保护，避免出血；破溃出血者可采用局部压迫止血治疗，或采取局部治疗措施，如激光或外科切除等，避免破溃处感染”。

G3 描述“多个结节，伴有感染”改为“呈泛发性，可并发感染，可能需要住院治疗”。

G3 管理建议删除，改为“暂停 ICIs 治疗，待恢复至≤ 1 级后恢复给药；易摩擦部位可用纱布保护，避免出血；破溃出血者可采用局部压迫止血治疗，或采取局部治疗措施，如激光或外科切除等；并发感染者给予抗感染治疗”。

原注释 a-c 删除，新增注释 a-d。

肝脏毒性

G4 Ⅰ级推荐新增“考虑住院治疗”。

注释 a：新增“(ICI-induced immune mediated hepatitis，IMH)”；新增“症状也可来自同时发生的其他脏器毒性，如结肠炎、甲状腺炎或肺炎等”。

原注释 b-e 删除，新增注释 b-e。

胃肠毒性

G3~G4 Ⅰ级推荐中“预约”调整为“急诊”；新增“参加临床研究”。

注释 a：“3 个月”改为“6~8 周”。

注释 f：新增“对于胃肠毒性后再次使用 ICI 需要根据具体情况平衡风险，原则上 G2~3 暂停，毒性缓解后可以考虑再次尝试；G4 永久停用”。

胰腺毒性

为新增内容。

肺毒性

G2 Ⅱ级推荐中“每 3 天”改为“每 3~7 天”。

G3~G4 Ⅰ级推荐中新增“在 14 天后可重复给药”；调整“吗啡麦考酚，1g/ 次”为“吗啡麦考酚，1~1.5g/ 次”。

注释 c：新增“接受 ICIs 治疗前外周血嗜酸性粒细胞绝对数（absolute eosinophil count，AEC）较高的患者”。

删除注释 a、e、g、h，新增注释 a、e。

骨关节与肌毒性

原“类风湿性 / 骨骼肌毒性”改为“骨关节与肌毒性”。

“类风湿性关节炎”改为“炎性关节炎”。

炎性关节炎：

G1 Ⅰ级推荐中“2~4 周”改为“小剂量泼尼松，10~20mg/d × 4 周”；Ⅱ级推荐调整为“根据受累关节的部位和数目，考虑关节内局部使用类固醇激素”。

G2 Ⅰ级推荐新增“或甲泼尼松 10~20mg/d（或等效剂量）4~6 周”，“内分泌科会诊”改为“风湿科会诊”；Ⅱ级推荐调整为“根据受累关节的部位和数目，考虑关节内局部使用类固醇激素，检查早期骨损伤情况”。

G3~4 Ⅰ级推荐中添加“或甲泼尼松 10~20mg/d（或等效剂量）4~6 周”，“内分泌科会诊”改为“风湿科会诊”，新增“包括英夫利西单抗、托珠单抗”；删除Ⅱ级推荐内容。

“肌炎或肌痛”改为“肌炎”。

肌炎：

G1 描述为“轻度无力，伴或不伴疼痛”；Ⅰ级推荐中删除“转氨酶（AST、ALT）和乳酸脱氢酶（LDH）”，新增“按照 G2 处理”；Ⅱ级推荐新增“监测肌钙蛋白、转氨酶（AST、ALT）和乳酸脱氢酶（LDH）、ESR、CRP 等，必要时行肌电图、磁共振、心脏超声等，怀疑重症肌无力可行肌活检”。

G2 描述为“中度无力，伴或不伴疼痛，影响年龄相当的使用工具性 ADL”；Ⅰ级推荐新增“若症状加重，按照 G3 处理”及“请风湿科或神经科会诊”；Ⅱ级推荐新增“对于出现 G2 症状或客观指标异常（如酶谱升高、肌电图异常、肌肉 MRI 或活检异常）的患者，可考虑永久停用 ICIs”。G3~4 描述为“重度无力”；Ⅱ级推荐及Ⅱ级推荐内容调整。

新增“肌痛”相关描述及Ⅰ、Ⅱ、Ⅲ级推荐。

删除注释 a-f，新增注释 a-k。

输注反应

G1 Ⅰ级推荐中调整为“下调输液速度 50%”。

G2 Ⅰ级推荐中调整为“中断输液至恢复到 G0~1”，新增“输注时减慢滴速 50%”；Ⅱ级推荐中新增“必要时应用糖皮质激素”。

注释 a：改为“在接受 Avelumab 治疗的患者中，98.6% 的输注反应发生于前 4 次输注时，其中 3 级以上不良反应发生率为 2.7%，因此，前 4 次治疗前推荐给予对乙酰氨基酚和抗组胺药物预处理；而接受其他 ICIs 治疗时，输注反应的发生率低于 10%”。

神经毒性

重症肌无力：

G2 Ⅰ级推荐中增加“但剂量不超过 100mg/d”。

G3~G4 Ⅰ级推荐中增加“可能需要 ICU 水平的监护”，Ⅱ级推荐中新增“如果血浆置换或静脉输注免疫球蛋白无效考虑加用利妥昔单抗（375mg/m^2 qw. × 4 天或 500mg/m^2 q2w. × 2 天）”。

格林 - 巴利综合征：

Ⅰ级推荐中增加“甲基泼尼松龙起始量为1~2mg/(kg·d)，根据病情调整剂量”；Ⅱ级推荐将“试验性应用甲基泼尼松龙，2~4mg/(kg·d)，随后逐渐缓慢减量”改为“甲基泼尼松龙，1g/d，连续5天，在随后4周内逐渐减量”。

无菌性脑膜炎：

G1 Ⅰ级推荐中“泼尼松0.5~1mg/(kg·d)”调整为“可密切观察而不使用类固醇”；

G2 Ⅰ级推荐中“甲基泼尼松龙1mg/(kg·d)”调整为“泼尼松0.5~1mg/(kg·d)或甲基泼尼松龙1~2mg/(kg·d)，根据病情调整剂量”；

G3~G4 Ⅰ级推荐“甲基泼尼松龙1mg/(kg·d)”调整为“泼尼松0.5~1mg/(kg·d)或甲基泼尼松龙1~2mg/(kg·d)，根据病情调整剂量”；

G1~G4 Ⅱ级推荐改为“考虑静脉输注阿昔洛韦直至获得病原体聚合酶链反应（PCR）结果报告”。

脑炎：

G1~G4 Ⅰ级推荐中新增“根据病情调整剂量”，Ⅱ级推荐改为“考虑静脉输注阿昔洛韦直至获得病原体聚合酶链反应（PCR）结果报告”。

横断性脊髓炎：

Ⅱ级推荐删除“甲基泼尼松龙，2mg/(kg·d)”，调整为“高剂量甲基泼尼松龙，1g/d，连续3~5天，根据病情调整剂量”。

删除注释d-i，新增注释d-j。

血液毒性

注释 c 新增“免疫治疗导致的再生障碍性贫血已经有报道，包括致死性病例”。

注释 e 新增“免疫治疗导致的血小板降低已经有报道，包括致死性病例。部分患者可能在停止免疫治疗后才出现，表现出延迟性特征”。

肾脏毒性

G1 描述将“26.5μmol/L”改为“>0.3mg/dl”；Ⅰ级推荐将“继续 ICIs”改为“考虑暂停 ICIs”，新增“检查并停用肾毒性相关药物（PPI 或 NSAIDs），不需要干预”。

G2 Ⅰ级推荐删除“需要局部的或非侵入干预”，增加“考虑肾活检”“最大剂量 <60~80mg/d”。

G3 描述将“353.6μmol/L”改为“>4.0mg/dl”；Ⅰ级推荐新增“考虑肾活检”；Ⅱ级推荐新增“对于短时间恢复至 G0~1 者，可选择性恢复 ICIs 使用”。

G4 Ⅰ级推荐新增“考虑肾活检”。

删除注释 a、d，新增注释 a、d。

心脏毒性

“G1”改为“亚临床心肌损伤”。

G1 描述内容“轻度一过性反应，不必中断输液，不必干预”改为“仅有心脏损伤生物标志物升高，无心血管症状、心电图（ECG）、超声心动图（UCG）改变。若心脏损伤生物标志物轻度异常且保持稳定，可继续 ICIs 治疗；若进行性升高，应暂缓 ICIs 治疗，必要时给予糖皮质激素治疗”。

G1 Ⅰ级推荐内容“治疗前推荐检查 ECG 和检测 BNP、心梗标志物（肌酸激酶和肌钙蛋白）[c] 轻度异常者治疗期间密切随访”改为“主动监测策略；心血管科会诊；完善心脏损伤生物标志物、利钠肽（BNP 或 NT-proBNP）、D- 二聚体、炎性标志物（红细胞沉降率、C 反应蛋白、白细胞计数）、病毒滴度、ECG、UCG 等，有条件行心脏磁共振（CMR）检查”。

G1 Ⅱ级推荐增加“若无症状性心肌炎诊断成立，立即给予甲基泼尼松龙治疗［初始剂量 1~4mg（kg·d）］，持续 3~5d，后逐渐减量，心脏损伤生物标志物恢复基线水平后继续激素治疗 2~4 周；心脏损伤生物标志物恢复基线水平后可继续 ICIs 治疗，但需要加强监测”。

G2 描述内容“治疗或者中断输液，对症处置（如抗组胺药、NSAIDs、麻醉药或静脉输液等）；24 小时内预防性用药”改为“轻微心血管症状，伴心脏损伤生物标志物和 / 或 ECG 异常。停用 ICIs 治疗，给予糖皮质激素治疗”。

G2 Ⅰ级推荐内容“请心内科积极处置基础疾病（心衰、房颤等）；主动控制心脏疾病分析按因素（包括高血压、高血脂、吸烟和糖尿病等）”改为“立即停用 ICIs；卧床休息；心血管科会诊；心电监护；完善心脏损伤生物标志物、利钠肽、ECG、UCG 检查，有条件行 CMR 检查，必要时行心内膜、心肌活检；立即给予甲基泼尼松龙［初始剂量 1~4mg/（kg·d）］，连续 3~5 天，后逐渐减量，恢复基线水平后继续激素治疗 2~4 周”。

G2 Ⅱ级推荐增加“若糖皮质激素治疗不敏感，酌情加予其他免疫抑制剂；恢复基线水平后慎重再次使用 ICIs”。

G3 改为“G3~G4”。

原 G3 描述、Ⅰ级专家推荐、Ⅱ级专家推荐内容删除。

G3~G4 描述内容为“明显的心血管症状或危及生命。需要住院紧急处理，立即给予冲击剂量糖皮质激素治疗”。

G3~G4 Ⅰ级推荐内容为“永久停用 ICIs；卧床休息；多学科团队（心血管科、危重症医学科等）会诊；ICU 级别监护；完善心脏损伤生物标志物、利钠肽、ECG、UCG、CMR 检查，必要时行心内膜、心肌活检；立即给予甲基泼尼松龙冲击治疗，500~1 000mg/d，持续 3~5 天，后逐渐减量，待心功能恢复基线水平后，继续激素治疗 4 周左右；心律失常患者必要时安装起搏器；危重症患者及时给予循环、呼吸支持”。

G3~G4 Ⅱ级推荐内容为“激素治疗 24 小时无改善，加予其他免疫抑制剂 + 血浆置换等措施 + 生命支持”。

原 G4 描述、Ⅰ级专家推荐、Ⅱ级专家推荐内容删除。

原注释 a~e 内容删除。

增加注释 a~k 内容。

眼毒性

葡萄膜炎：

G2 Ⅱ级推荐删除“考虑使用睫状肌麻痹剂”。

G3 Ⅱ级推荐新增“恢复到 G0~1 后 4~6 周，根据发病的严重程度、前期对 ICIs 治疗的获益以及对糖皮质激素治疗的反应，谨慎选择少部分患者恢复 ICIs 治疗”。

G4 描述改为“患侧眼睛视力 <0.1 或失明”。

巩膜炎：

G2 描述改为“有症状的，日常活动受限，视力 >0.5”；Ⅱ级推荐中删除“考虑使用睫状肌麻痹剂”。

G3 描述将“视力显著下降”改为“视力 <0.5”；Ⅱ级推荐新增“恢复到 G0~1 后 4~6 周，根据发病的严重程度、前期对 ICIs 治疗的获益以及对糖皮质激素治疗的反应，谨慎选择少部分患者恢复 ICIs 治疗”。

G4 描述改为“患侧眼睛视力 <0.1 或失明”。

删除注释 c，新增注释 c，d。

毒性监测

肺：Ⅲ级推荐新增“纤维支气管镜检查”。

类风湿性 / 骨骼肌：Ⅲ级推荐新增“根据临床情况，检查 CRP、ESR 和肌酸磷酸激酶等”。

新增“上述证据类别全部为 2A 类”。

注释 c 新增“监测血液学指标”。

附录 1　重启免疫检查点抑制剂治疗所致毒性

皮肤：新增“或 RCCEP”。

胃肠道：新增“但是建议在重启治疗的同时，使用维多利珠单抗”。

肝脏：新增“对于 PD-1/PD-L1 抑制剂和 CTLA-4 抑制剂联合使用出现的 G3 肝脏毒性，在重启免疫治疗时仅推荐使用 PD-1/PD-L1 抑制剂”；“肝炎（G4）”改为“G4 肝炎”。

甲状腺：新增“甲状腺功能减退者无需停药”。

垂体：“可能有机会重启 ICIs 治疗”调整为“在替代性内分泌治疗的同时，可以继续 ICIs 治疗”。

神经系统：新增“G2~G4 者，永不重启”；删除“出现 G3~G4 重症肌无力，永不考虑重启 ICIs 治疗”。

注释 a：“起效”改为“取得客观缓解（完全或部分缓解）”。

附录 2　免疫检查点抑制剂的毒性特征

注释 e：新增“同时，从发生时间来讲，致死性 irAE 的中位发生时间在 CTLA-4 抑制剂为 40 天，PD-1 抑制剂 /PD-L1 抑制剂为 40 天，而联合组则显著提前至 14 天”。

注释 f：新增“KEYNOTE-799 研究显示，在放疗前使用帕博利珠单抗联合化疗进行诱导，总体 3~5 级毒性在鳞癌组为 64.3%，非鳞癌组为 41.1%，其中肺炎发生率在鳞癌组为 8%，非鳞癌组为 5.5%”。

删除注释 h-l，新增注释 h-m。

新增附录 3 常用免疫抑制剂的用法、用量和适应证

一、特殊人群筛查与基线检查

特殊人群筛查

特殊人群[a]	Ⅰ级推荐	Ⅱ级推荐	Ⅲ级推荐
自身免疫性疾病患者[b]			某些情况下可考虑使用免疫检查点抑制剂（ICIs）
乙型肝炎病毒（HBV）、丙型肝炎病毒（HCV）携带者[c]	使用 ICIs		
接受造血干细胞或器官移植的患者[d]			某些情况下可考虑使用 ICIs
妊娠期患者[e]	不推荐使用 ICIs		
驱动基因突变阳性的非小细胞肺癌（NSCLC）患者[f]			某些情况下可考虑使用 ICIs
PS 评分≥2 的患者[g]		谨慎使用 ICIs	
老年患者[h]	可使用 ICIs		
艾滋病病毒（HIV）携带者[i]		某些情况下可考虑使用 ICIs	
免疫接种的患者[j]	使用程序性死亡蛋白 -1（PD-1）和程序性死亡配体 -1（PD-L1）抑制剂		

上述证据类别全部为 2A 类。

【注释】

a 免疫检查点抑制剂（immune checkpoint inhibitors，ICIs）相关的毒性包括免疫相关的不良事件（immune-related adverse effects，irAEs）和输注反应，也包括可能发生的脱靶反应。由于某些特殊人群存在潜在的 ICIs 相关的毒性或其他非预期的毒性风险，所以针对这部分人群，临床医师必须在治疗前与患者及其家属充分沟通，权衡利弊，告知潜在的毒性风险，谨慎选择 ICIs 治疗[1]。

b 自身免疫性疾病患者是 ICIs 治疗的潜在人群[2]。然而，有自身免疫性疾病病史或正在接受原发病治疗的患者，有可能在接受 ICIs 治疗后出现原发病症状恶化，或出现新的免疫相关症状，有时会危及生命（例如重症肌无力）。与程序性死亡蛋白 -1（programmed death protein 1，PD-1）和程序性死亡受体 -1（programmed death ligand 1，PD-L1）抑制剂比较，细胞毒性 T 淋巴细胞相关抗原 4（cytotoxic T lymphocyte-associated antigen-4，CTLA-4）抑制剂导致基础的自身免疫性疾病恶化的发生率更高，且症状更加严重。针对这部分患者，接受 ICIs 时需要密切监测；在启动 ICIs 治疗之前，尽量把泼尼松的剂量降低到目标范围（<10mg/d）。此外，自身免疫性神经系统疾病患者或危及生命的自身免疫性疾病的患者，尤其是免疫抑制药物不能控制或需要大剂量免疫抑制药物控制病情的患者，不适合 ICIs 治疗[1]。

c 有病毒性肝炎病史的患者是 ICIs 治疗的潜在人群。感染乙型肝炎病毒（hepatitis B virus，HBV）或丙型肝炎病毒（hepatitis C virus，HCV）的肝癌患者也可以安全使用 ICIs，且疗效与未感染患者相当。在 SHR-1210（Camrelizumab）治疗晚期肝癌的Ⅱ期研究中，纳入的 HBV 阳性患者占 83.9%，3~4 级治疗相关的毒性发生率为 19.4%[3]。在 CheckMate 040 研究中，HBV 或 HCV

阳性的肝癌患者接受纳武利尤单抗（Nivolumab）治疗，总体肝脏毒性发生率为31.6%（37/117），中位发生时间为6周，70%的患者经过处理后肝脏毒性缓解，中位缓解时间为10.1周；3~4级肝脏毒性发生率为14.5%（17/117），中位发生时间为2.1周，88%的患者经过处理后肝脏毒性缓解，中位缓解时间为8周[4]。

d 接受造血干细胞或器官移植的患者也是ICIs治疗的潜在人群，特别是之前没有出现过移植物抗宿主疾病（graft versus host disease，GVHD）的患者，但除外需要高剂量免疫抑制剂控制病情的患者[1]。既往接受过实体器官移植，且发生移植物排斥时有可行替代治疗方案的患者，可能是ICIs治疗的适应证（无移植排斥的证据且处于免疫抑制的维持治疗阶段）；先前接受过异基因干细胞移植者可能是ICIs治疗的适应人群。然而，有报道显示，接受ICIs治疗会导致GVHD或移植器官衰竭，因此在启动ICIs治疗前，需要和患者及移植外科医师讨论这些风险[5]。

e 妊娠母体对胎儿是天然免疫耐受的，胎盘表达的PD-L1参与其中，因此妊娠期女性患者如果接受ICIs治疗，有可能会打破免疫耐受，导致流产、死胎和新生儿死亡的风险增加。不过，最近有妊娠期恶性黑色素瘤患者接受联合ICIs治疗后顺利分娩下早产儿的案例报道[6-8]。

f 驱动基因突变阳性的非小细胞肺癌（non-small cell lung cancer，NSCLC）患者接收ICIs联合分子靶向治疗会产生较高的3~4级irAEs，最常见和严重的是肺毒性和肝脏毒性[9-11]。

g 在CheckMate 171研究中，98名ECOG体力状况评分≥2的患者接受纳武利尤单抗（Nivolumab）治疗，3~4级治疗相关的不良事件发生率为2%[12]，安全性可控。然而，考虑到一般状况较差（ECOG体力状况评分≥2）的患者使用ICIs治疗的获益程度有限，因此建议谨慎使用ICIs[12]。

h 目前，国外的大部分 ICIs 临床试验对年龄未作明确限制，参加临床试验的老年患者（≥ 65 岁）占总人群的 35%~50%，年龄多为 65~75 岁；更高年龄（≥ 75 岁）的患者入组数据缺乏。在 CheckMate 171 研究中，279 名年龄≥ 70 岁的患者接受纳武利尤单抗（Nivolumab）治疗，3~4 级治疗相关的不良事件发生率为 3.9%[12]。2018 年 ASCO 年会报道的一项回顾性研究显示，年龄 <70 与≥ 70 岁的患者相比，ICIs 相关的毒性谱相当（41% vs. 44%，*P*=0.69）[13]。最近，一项回顾性研究比较了不同年龄（<60，60~69，70~79 和≥ 80 岁）的晚期 NSCLC 患者接受 PD-1/PD-L1 抑制剂治疗的疗效，发现≥ 80 岁的患者无论是无进展生存（progression-free survival，PFS）还是总生存（overall survival，OS）都低于其他年龄组[13]。然而，考虑到 CTLA-4 抑制剂有较高的 3~4 级毒性，建议老年患者慎重选择 CTLA-4 抑制剂单药或联合治疗。

i 有 HIV 感染病史的患者可能是 ICIs 治疗的潜在人群。目前，仅有关于 HIV 阳性患者接受 ICIs 治疗的个案或小样本数据报道。回顾性研究显示，ICIs 会激活 CD4+ 或 CD8+T 细胞，但并不影响病毒 DNA 复制或增加病毒感染率，3~4 级治疗相关的毒性发生率为 7%。值得注意的是，ICIs 会增加 Castleman 疾病和 Kaposi 肉瘤相关疱疹引起的炎性细胞因子综合征的风险[14]。

j 在 ICIs 治疗过程中，允许使用灭活或灭活制剂的疫苗，但不建议在 ICIs 治疗期间接种活疫苗。在一项回顾性研究中，127 名 NSCLC 患者在接受纳武利尤单抗（Nivolumab）治疗期间进行了流感疫苗接种，irAEs 发生率为 26%，严重 irAEs 为 7%，与未接种的患者基本一致（irAEs 总体和严重发生率分别为 22% 和 4%）[15]。

参考文献

[1] NCCN Clinical Practice Guidelines in Oncology. Management of Immunotherapy-Related Toxicity. Version 1. 2020. Https://www. nccn. org.

[2] JOHNSON DB, SULLIVAN RJ, OTT PA, et al. Ipilimumab therapy in patients with advanced melanoma and preexisting autoimmune disorders. JAMA oncol, 2016, 2 (2): 234-240.

[3] QIN SK, REN ZG, MENG ZQ, et al. Camrelizumab in patients with previously treated advanced hepatocellular carcinoma: a multicentre, open-label, parallel-group, randomised, phase 2 trial. The Lancet Oncology, 2020, 21 (4): 571-580

[4] EL-KHOUEIRY AB, SANGRO B, YAU T, et al. Nivolumab in patients with advanced hepatocellular carcinoma (CheckMate 040): an open-label, non-comparative, phase 1/2 dose escalation and expansion trial. Lancet, 2017, 389 (10088): 2492-2502.

[5] KITTAI AS, OLDHAM H, CETNAR J, et al. Immune checkpoint inhibitors in organ transplant patients. J Immunother, 2017, 40 (7): 277-281.

[6] MENZER C, BEEDGEN B, ROM J, et al. Immunotherapy with ipilimumab plus nivolumab in a stage Ⅳ melanoma patient during pregnancy. Eur J cancer, 2018, 104: 239-242.

[7] BUROTTO M, GORMAZ JG, SAMTANI S, et al. Viable Pregnancy in a patient with metastatic mela-

noma treated with double checkpoint immunotherapy. Semin Oncol, 2018, 45 (3): 164-169.

[8] HASSEL JC, HEINZERLING L, ABERLE J, et al. Combined immune checkpoint blockade (anti-PD-1/anti-CTLA-4): Evaluation and management of adverse drug reactions. Cancer Treat Rev, 2017, 57: 36-49.

[9] AHN MJ, YANG J, YU H, et al. Osimertinib combined with durvalumab in EGFR-mutant non-small cell lung cancer: results from the TATTON phase Ib trial. J Thorac Oncol, 2016, 11: S115.

[10] AHN MJ, SUN JM, LEE SH, et al. EGFR TKI combination with immunotherapy in non-small cell lung cancer. Expert Opin Drug, 2017, 16 (4): 465-469.

[11] SPIGEL DR, REYNOLDS C, WATERHOUSE D, et al. Phase 1/2 study of the safety and tolerability of nivolumab plus crizotinib for the first-line treatment of anaplastic lymphoma kinase translocation-positive advanced non-small cell lung cancer (CheckMate 370). J Thorac Oncol, 2018, 13 (5): 682-688.

[12] POPAT S, ARDIZZONI A, CIULEANU T. Nivolumab in previously treated pts with metastatic squamous NSCLC: Results of a European single-arm, phase 2 trial (CheckMate 171) including pts aged 70 years and with poor performance status. Ann Oncol, 2017, 28 (suppl_5): v460-v496.

[13] LICHTENSTEIN MRL, NIPP RD, MUZIKANSKY A, et al. Impact of age on outcomes with immunotherapy in patients with non-small cell lung cancer. J Thorac Oncol, 2019, 14 (3): 547-552.

[14] TIO M, RAI R, EZEOKE OM, et al. Anti-PD-1/PD-L1 immunotherapy in patients with solid organ transplant, HIV or hepatitis B/C infection. Eur J cancer, 2018, 104: 137-144.

[15] WIJN DH, GROENEVELD GH, VOLLAARD AM, et al. Influenza vaccination in patients with lung cancer receiving anti-programmed death receptor 1 immunotherapy does not induce immune-related adverse events. Eur J cancer, 2018, 104: 182-187.

基线检查

检查项目[a]	Ⅰ级推荐	Ⅱ级推荐	Ⅲ级推荐
一般情况	体格检查（包括神经系统检查） 全面询问患者的自身免疫性疾病、内分泌疾病、肺纤维化及感染性疾病（HBV、HCV、结核、新型冠状病毒或 HIV 等）病史 吸烟史、家族史、妊娠状况、既往接受抗肿瘤治疗的情况和基线用药情况 排便习惯（频率、形状）	特定肿瘤类型的基因突变状态（如 NSCLC）[b]	
影像学检查[c]	胸、腹和盆腔电子计算机断层扫描（CT）检查	特定部位的 CT 检查	脑磁共振（MRI）、全身骨扫描

基线检查（续表）

检查项目[a]	Ⅰ级推荐	Ⅱ级推荐	Ⅲ级推荐
一般血液学检查	血常规 生化（包括血糖、血脂等） 尿常规 感染性疾病筛查：HBsAg、HBsAb、HBcAb，HCVAb，HIV 抗体和 HIV 抗原（p24）等[d，e]	巨细胞病毒（CMV）抗体，T 细胞斑点（T-Spot）检测 如果血糖升高，行糖化血红蛋白（HbA1c）检测 既往有肺部疾病，如慢性阻塞性肺疾病（COPD）、间质性肺病的患者，建议检测 C 反应蛋白（CRP）、炎症因子	HBV-DNA、HCV-RNA 检测
皮肤、黏膜	皮肤、黏膜检查，尤其针对有自身免疫性皮肤病史的患者		
胰腺	不需要行基线检查	若有症状，监测血、尿淀粉酶，并行胰腺影像学检查	
甲状腺[f]	甲状腺功能检测（TFTs），包括促甲状腺激素（TSH）、游离甲状腺素（T3 和 T4）等	如果 TSH 高，查抗甲状腺过氧化物酶抗体（TPOAb） 如果 TSH 低，查促甲状腺激素受体抗体（TRAb）	

基线检查（续表）

检查项目[a]	Ⅰ级推荐	Ⅱ级推荐	Ⅲ级推荐
肾上腺、垂体[f]	肾上腺：早晨8点血浆皮质醇、促肾上腺皮质激素（ACTH）等 垂体：TFTs	其他：黄体生成素（LH）、卵泡刺激素（FSH）和睾酮等	
肺	静息或活动时血氧饱和度 常规胸部影像学检查	既往有肺部疾病［如慢性阻塞性肺疾病（COPD）、间质性肺病、结节病或肺纤维化等］的患者，行肺功能检查和六分钟步行试验（6MWT）	
心血管	心肌酶谱 心电图（ECG） 心脏彩超（射血分数）	心梗标志物（如肌钙蛋白I或T等）、脑钠肽（BNP）或氨基末端B型脑钠肽前体（pro-BNP）	24小时动态ECG检查
类风湿性/骨骼肌		对既往有相关疾病的患者，酌情行关节检查/功能评估	根据临床情况，考虑C反应蛋白（CRP）、血沉（ESR）或肌酸磷酸激酶（CPK）

上述证据类别全部为2A类。

【注释】

a 在开始 ICIs 治疗之前，医师必须评估患者发生毒性的易感性，并进行 irAEs 相关的患者教育[1，2]。

b 对于表皮生长因子受体（epidermal growth factor receptor，EGFR）、间变性淋巴瘤激酶（anapastic lymphoma kinase，ALK）等驱动基因阳性的晚期 NSCLC 患者，联合靶向药物酪氨酸激酶抑制剂（tyrosine kinase inhibitor，TKI）和 ICIs 会增加毒性风险[1，3-5]。

c 基线的影像学检查对于判断甲状腺、垂体和肺等器官的毒性非常有帮助。有报道显示，影像学检查可及时发现 74% 的 irAEs[6]。

d 使用肿瘤坏死因子 -α（tumor necrosis factor-α，TNF-α）抑制剂（如英夫利西单抗）来处理 irAEs 可能增加 HBV 再激活的风险，因此在使用 TNF-α 抑制剂之前应检查 HBV 和 HCV 复制情况[1]。

e 使用 TNF-α 抑制剂可能增加结核（tuberculosis，TB）活动的风险，因此在使用 TNF-α 抑制剂之前应筛查潜伏性 / 活动性 TB[1]。

f 基线甲状腺、垂体和肾上腺功能检查十分重要，可以协助医师通过检测值的变化来判断是否发生了内分泌毒性[1]。

参考文献

[1] NCCN Clinical Practice Guidelines in Oncology. Management of Immunotherapy-Related Toxicity. Version 1. 2020. Https://www. nccn. org.

[2] PUZANOV I, DIAB A, ABDALLAH K, et al. Managing toxicities associated with immune checkpoint inhibitors: consensus recommendations from the Society for Immunotherapy of Cancer (SITC) Toxicity Management Working Group. J Immunother Cancer, 2017, 5 (1): 95.

[3] AHN MJ, YANG J, YU H, et al. Osimertinib combined with durvalumab in EGFR-mutant non-small cell lung cancer: results from the TATTON phase Ib trial. J Thorac Oncol, 2016, 11: S115.

[4] Ahn MJ, Sun JM, Lee SH, et al. EGFR TKI combination with immunotherapy in non-small cell lung cancer. Expert Opin Drug, 2017, 16 (4): 465-469.

[5] SPIGEL DR, REYNOLDS C, WATERHOUSE D, et al. Phase 1/2 study of the safety and tolerability of nivolumab plus crizotinib for the first-line treatment of anaplastic lymphoma kinase translocation-positive advanced non-small cell lung cancer (CheckMate 370). J Thorac Oncol, 2018, 13 (5): 682-688.

[6] MEKKI A, DERCLE L, LICHTENSTEIN P, et al. Detection of immune-related adverse events by medical imaging in patients treated with anti-programmed cell death 1. Eur J cancer, 2018, 96: 91-104.

二、毒性管理

毒性分级管理原则

分级[a,b]	住院级别	糖皮质激素[c-h]	其他免疫抑制剂[i]	ICIs 治疗
G1	无需住院	不推荐	不推荐	继续使用
G2	无需住院	局部使用糖皮质激素[j]，或全身使用糖皮质激素，口服泼尼松，0.5~1mg/（kg·d）	不推荐	暂停使用[k]
G3	住院治疗	全身糖皮质激素治疗，口服泼尼松或静脉使用 1~2mg/（kg·d）甲基泼尼松龙	对糖皮质激素治疗 3~5 天后症状未能缓解的患者，可考虑在专科医师指导下使用	停用，基于患者的风险 / 获益比讨论是否恢复 ICIs 治疗
G4	住院治疗，考虑收入重症加强护理病房（ICU）治疗	全身糖皮质激素治疗，静脉使用甲基泼尼松龙，1~2mg/（kg·d），连续 3 天，若症状缓解逐渐减量至 1mg/（kg·d）维持，后逐步减量，6 周左右减量至停药	对糖皮质激素治疗 3~5 天后症状未能缓解的患者，可考虑在专科医师指导下使用	永久停用

【注释】

a 在开始治疗前，所有患者都应该被告知 ICIs 治疗潜在的毒性。在出现毒性时，患者应该及时向治疗团队（医护人员）报告可疑症状，并及时就诊，在门诊或住院接受评估、检查、诊断，以便医护人员及时采取措施来防止毒性的进一步恶化。目前，ICIs 刚被获批在国内用于抗肿瘤治疗，广大从事肿瘤专业的医护人员认识和处理毒性的经验不足；而且部分患者可能会在非专业机构输注药物，因此也有必要提高急诊医师、社区医师对毒性的认识。

b 临床处理毒性是按照分级原则进行的。美国国立卫生研究院癌症研究所制定的《常见不良反应术语评定标准（CTCAE_4.03）》对不良反应的术语和严重程度进行了分级，然而使用 CTCAE 来分级毒性存在一定的局限性，有时会低估或高估毒性出现的几率和严重程度[1]。本指南将毒性分为五个级别：G1，轻度毒性；G2，中度毒性；G3，重度毒性；G4，危及生命的毒性；G5，与毒性相关的死亡；基本对应于 CTCAE_4.03 的不良反应分级[2]。

c 毒性管理在很大程度上依赖于使用糖皮质激素。糖皮质激素是常用的免疫抑制剂。临床上应该根据毒性分级来判断是否使用糖皮质激素，以及使用激素的剂量和剂型。G1~G2 的毒性一般选择口服的糖皮质激素制剂。不过，有时由于严重毒性来势凶险，例如心脏、肺、肝脏和神经系统毒性，要首选高剂量静脉滴注糖皮质激素[3]。使用糖皮质激素要及时，延迟使用（>5 天）会影响部分 ICIs 相关毒性的最终处理效果，例如腹泻 / 结肠炎[4]。为防止毒性复发，糖皮质激素减量应逐步进行（>4 周，有时需要 6~8 周或更长时间），特别是在治疗免疫相关性肺炎和肝炎之时。

d 因为毒性使用糖皮质激素是否对 ICIs 治疗疗效存在不利影响，目前缺乏确切的临床证据，但长期、较高剂量地使用糖皮质激素可能对治疗有负性影响[5]。通常，不建议在 ICIs 治疗前使用糖皮质激素来预防输注反应。

e 长期使用糖皮质激素可能会增加机会性感染的风险。建议对长期使用糖皮质激素（泼尼松 >20mg/d，持续 4 周以上）的患者，针对性予以预防卡氏肺孢子菌肺炎的措施。对更长时间使用糖皮质激素（泼尼松 >20mg/d，持续 6~8 周以上）的患者，还要考虑使用抗真菌药物来预防真菌性肺炎（如氟康唑）[6-9]。

f 长期使用糖皮质激素的患者，如果正在使用非甾体类抗炎药（non-steroidal anti-inflammatory drugs，NSAIDs）或抗凝药物，推荐同时使用质子泵抑制剂或 H2 受体阻滞剂治疗[6-9]。

g 长期使用糖皮质激素的患者有发生骨质疏松症的风险，推荐口服补充维生素 D 和钙片预防骨质疏松症[6-9]。

h 需要注意的是，甲状腺功能减退和其他内分泌毒性（如糖尿病），不需要糖皮质激素治疗，但推荐使用替代性激素治疗[6-9]。

i 在糖皮质激素无效的情况下可以考虑使用其他免疫抑制剂，包括 TNF-α 抑制剂（如英夫利西单抗）、麦考酚酯、他克莫司及生物性免疫制剂如抗胸腺细胞球蛋白（anti-human thymocyte globulin，ATG）等[6-9]。

j 皮疹时推荐局部短期使用强效糖皮质激素，而不是长期使用弱效糖皮质激素[6-9]。

k 如仅表现为皮肤或内分泌症状，可继续 ICIs 治疗[6-9]。

参考文献

[1] SPAIN L, DIEM S, Larkin J. Management of toxicities of immune checkpoint inhibitors. Cancer Treat Rew, 2016, 44: 51-60.

[2] NCCN Clinical Practice Guidelines in Oncology. Management of Immunotherapy-Related Toxicity. Version 1. 2020. https://www. nccn. org.

[3] CHAMPIAT S, LAMBOTTE O, BARREAU E, et al. Management of immune checkpoint blockade dysimmune toxicities: a collaborative position paper. Ann Oncol, 2016, 27v4: 559-574.

[4] O'DAY S, WEBER JS, WOLCHOK JD, et al. Effectiveness of treatment guidance on diarrhea and colitis across ipilimumab studies. J Clin Oncol, no. 15_suppl (2011): 8554-8554.

[5] FAJE AT, LAWRENCE D, FLAHERTY K, et al. High-dose glucocorticoids for the treatment of ipilimumab-induced hypophysitis is associated with reduced survival in patients with melanoma. Cancer, 2018, 124 (18): 3706-3714.

[6] PUZANOV I, DIAB A, ABDALLAH K, et al. Managing toxicities associated with immune checkpoint inhibitors: consensus recommendations from the Society for Immunotherapy of Cancer (SITC) Toxicity Management Working Group. J Immunother Cancer, 2017, 5 (1): 95.

[7] POSTOW MA, SIDLOW R, HELLMANN MD. Immune-Related Adverse Events Associated with

Immune Checkpoint Blockade. N Engl J Med, 2018, 378 (2): 158-168.

[8] BRAHMER JR, LACCHETTI C, SCHNEIDER BJ, et al. Management of immune-related adverse events in patients treated with immune checkpoint inhibitor therapy: American Society of Clinical Oncology Clinical Practice Guideline. J Clin Oncol, 2018, 36 (17): 1714-1768.

[9] HAANEN J, CARBONNEL F, ROBERT C, et al. Management of toxicities from immunotherapy: ESMO Clinical Practice Guidelines for diagnosis, treatment and follow-up. Annals of oncology: official journal of the European Society for Medical Oncology 2017, 28 (suppl_4): iv119-iv142.

常见毒性管理

皮肤毒性[a-g]

分级	描述	Ⅰ级推荐[h]	Ⅱ级推荐	Ⅲ级推荐
斑丘疹 / 皮疹[i]				
G1	斑疹 / 丘疹区域 <10% 全身体表面积（BSA），伴或不伴症状（例如：瘙痒、灼痛或紧绷）	继续 ICIs 治疗 局部使用润肤剂 口服抗组胺药物 使用中等强度的糖皮质激素（局部外用）		必要时进行血常规、肝肾功能检查
G2	斑疹 / 丘疹区域占 10%~30% 全身 BSA，伴或不伴症状（例如：瘙痒、灼痛或紧绷）；日常使用工具受限	局部使用润肤剂 口服抗组胺药 使用强效的糖皮质激素外用和 / 或泼尼松，0.5~1mg/（kg·d）	考虑暂停 ICIs 治疗	必要时进行血常规、肝肾功能检查 考虑转诊至皮肤科并行皮肤活组织检查

皮肤毒性（续表）

分级	描述	Ⅰ级推荐[h]	Ⅱ级推荐	Ⅲ级推荐
G3	斑疹/丘疹区域>30%全身BSA，伴或不伴症状（例：红斑、紫癜或表皮脱落），日常生活自理受限	暂停ICIs治疗 使用强效的糖皮质激素外用，泼尼松，0.5~1mg/(kg·d)（如无改善，剂量可增加至2mg/(kg·d)）[e]	考虑住院治疗 请皮肤科急会诊 皮肤组织活检	必要时进行血常规、肝肾功能检查
瘙痒[i]				
G1	轻微或局限	继续ICIs治疗 口服抗组胺药 使用中效的糖皮质激素外用		必要时进行血常规、肝肾功能检查
G2	强烈或广泛；间歇性；抓挠致皮肤受损（如：水肿、丘疹、脱屑、苔癣化、渗出/结痂）；日常使用工具受限	在加强止痒治疗下可继续ICIs治疗 使用强效的糖皮质激素外用 口服抗组胺药 某些严重患者可以考虑停用ICIs治疗	请皮肤科会诊，考虑转诊至皮肤科	必要时进行血常规、肝肾功能检查

皮肤毒性（续表）

分级	描述	Ⅰ级推荐[h]	Ⅱ级推荐	Ⅲ级推荐
G3	强烈或广泛；持续性；日常生活自理明显受限或影响睡眠	暂停 ICIs 治疗 泼尼松 / 甲基泼尼松龙，0.5~1mg/（kg·d） 口服抗组胺药 γ- 氨基丁酸（GABA）激动剂（加巴喷丁、普瑞巴林） 难治性瘙痒可考虑给予阿瑞吡坦或奥马珠单抗（如血 IgE 水平升高）	皮肤科急会诊 查血清 IgE 和组胺	必要时进行血常规、肝肾功能检查 必要时取活检
大疱性皮炎 /Stevens-Johnson 综合征（SJS）/ 中毒性表皮坏死松解症（TEN）[i]				
G1	无症状，水疱区域 <10% 全身 BSA	暂停 ICIs 治疗 使用强效的糖皮质激素外用	皮肤科急会诊 血常规、肝肾功能、电解质、C 反应蛋白（CRP）检查	

皮肤毒性（续表）

分级	描述	Ⅰ级推荐[h]	Ⅱ级推荐	Ⅲ级推荐
G2	水疱覆盖 BSA 占 10%~30% 伴疼痛；日常使用工具受限	暂停 ICIs 治疗，直至毒性 <1 级 泼尼松 / 甲基泼尼松龙，0.5~1mg/（kg·d） 血常规、肝肾功能、电解质、CRP 检查	皮肤科急会诊	
G3	水疱覆盖 BSA>30%；日常生活自理明显受限 SJS 或者 TEN	永久停用 ICIs 治疗 泼尼松 / 甲基泼尼松龙，1~2mg/（kg·d） 需要住院治疗，有指征入住 ICU 监护或烧伤病房 请皮肤科、眼科、泌尿科急会诊 血常规、肝肾功能、电解质、CRP、补体等相关炎性因子检查		必要时皮肤活检
G4	水疱覆盖 BSA>30%；合并水、电解质紊乱 致死性 SJS 或者 TEN			

上述证据类别全部为 2A 类。

【注释】

a 皮肤不良事件是 CTLA-4 和 PD-1 抑制剂导致的最常见的不良事件，包括皮疹、瘙痒和白癜风，但白癜风最常见于恶性黑色素瘤患者[1-4]。

b 从现有临床研究结果看，在接受 Ipilimumab 治疗的患者中皮疹发生率约 43%~45%[5，6]，在接受纳武利尤单抗（Nivolumab）和帕博利珠单抗（Pembrolizumab）患者中发生率约为 34%~40%[4，6]，但 3~4 级皮疹少见。CTLA-4 抑制剂联合 PD-1 抑制剂治疗时，皮疹发生率显著升高[7]。瘙痒症状在 Ipilimumab、PD-1 抑制剂和联合使用时的发生率分别为 25%~35%、13%~20% 和 33%，3~4 级发生率 <2.5%[1，7，8]。白癜风在 PD-1 抑制剂联合 Ipilimumab 使用时的总体发生率约为 8%[9，10]。

c 重症皮肤 irAEs 包括 Stevens-Johnson 综合征 / 中毒性表皮坏死松解症（Stevens-Johnson syndrome/toxic epidermal necrolysis，SJS/TEN）、伴嗜酸粒细胞增多和系统症状的药疹（drug rash or reaction with eosinophilia and systemic symptoms，DRESS）[2，3]。

d 国内学者报道了 PD-1 抑制剂 SHR-1210（Camrelizumab）单药治疗导致的反应性皮肤毛细血管增生症（reactive cutaneous capillary endothelial proliferation，RCCEP）的情况，发生率 66.8%，形态学表现大致可分为“红痣型”“珍珠型”“桑椹型”“斑片型”和“瘤样型”5 种，以“红痣型”和“珍珠型”最为多见[11]。SHR-1210（Camrelizumab）联合化疗或阿帕替尼能够降低 RCCEP 发生率[12]。

e 皮肤毒性通常发生在治疗的早期，治疗后几天或几周后都有可能出现，也可能延迟至治疗数月后。白癜风最常见于恶性黑色素瘤患者，可能是由于正常黑色素细胞和肿瘤共有抗原 /T 细胞克隆[2, 9]。其他皮肤不良事件尚无特殊报道的高危人群。

f 部分研究认为，皮肤 irAEs 预示 PD-1 抑制剂治疗可能有效；白癜风的发生通常提示恶性黑色素瘤患者可能从 PD-1 抑制剂中获益[8, 9]。但除了恶性黑色素瘤以外，皮肤毒性与 ICIs 治疗其他实体瘤的疗效之间的关系尚不明确。

g 多数皮肤毒性可以通过适当的干预而不影响 ICIs 的继续使用，但这需要临床医师早期发现并及时干预。这将有利于改善整个疾病诊治的结局。如果发生 4 级皮肤毒性，如 SJS/TEN 或 DRESS 综合征，应该永久终止使用 ICIs[9]。

h 使用泼尼松治疗，应直至症状改善至毒性等级≤ 1 级，并 4~6 周内逐步减量。对于≥ 4 周使用超过 20mg 泼尼松龙或等效剂量药物的患者，应考虑使用抗生素预防肺孢子菌肺炎。长期使用糖皮质激素时，需补充钙剂和维生素 D。使用糖皮质激素治疗时，还要注意使用质子泵抑制剂预防胃肠道反应。

i 皮肤毒性的诊断需要完善皮肤（包括黏膜）检查，排除其他致病因素。另外，若出现斑丘疹 / 皮疹类表现，需要询问有无过敏性皮肤疾病史。

参考文献

[1] PUZANOV I, DIAB A, ABDALLAH K, et al. Managing toxicities associated with immune checkpoint inhibitors: consensus recommendations from the Society for Immunotherapy of Cancer (SITC) Toxicity Management Working Group. J Immunother Cancer, 2017, 5 (1): 95.

[2] POSTOW MA, SIDLOW R, HELLMANN MD. Immune-Related Adverse Events Associated with Immune Checkpoint Blockade. N Engl J Med, 2018, 378 (2): 158-168.

[3] BRAHMER JR, LACCHETTI C, SCHNEIDER BJ, et al. Management of immune-related adverse events in patients treated with immune checkpoint inhibitor therapy: American Society of Clinical Oncology Clinical Practice Guideline. J Clin Oncol, 2018, 36 (17): 1714-1768.

[4] HAANEN J, CARBONNEL F, ROBERT C, et al. Management of toxicities from immunotherapy: ESMO Clinical Practice Guidelines for diagnosis, treatment and follow-up. Ann Oncol, 2017, 28 (suppl_4): iv119-iv142.

[5] HODI FS, O'DAY SJ, MCDERMOTT DF, et al. Improved survival with ipilimumab in patients with metastatic melanoma. N Engl J Med, 2010, 363 (8): 711-723.

[6] ROBERT C, SCHACHTER J, LONG GV, et al. Pembrolizumab versus ipilimumab in advanced melanoma. N Engl J Med, 2015, 372 (26): 2521-2532.

[7] LARKIN J, CHIARION-SILENI V, GONZALEZ R, et al. Combined nivolumab and ipilimumab or monotherapy in untreated melanoma. N Engl J Med, 2015, 373 (1): 23-34.

[8] WEBER JS, HODI FS, WOLCHOK JD, et al. Safety profile of nivolumab monotherapy: a pooled analysis of patients with advanced melanoma. J Clinl Oncol, 2017, 35 (7): 785-792.

[9] HOFMANN L, FORSCHNER A, LOQUAI C, et al. Cutaneous, gastrointestinal, hepatic, endocrine, and renal side-effects of anti-PD-1 therapy. Eur J Cancer, 2016, 60: 190-209.

[10] HUA C, BOUSSEMART L, MATEUS C, et al. Association of vitiligo with tumor response in patients with metastatic melanoma treated with pembrolizumab. JAMA Dermatol, 2016, 152 (1): 45-51.

[11] WANG F, QIN S, SUN X, et al. Reactive cutaneous capillary endothelial proliferation in advanced hepatocellular carcinoma patients treated with camrelizumab: data derived from a multicenter phase 2 trial. J Hematol Oncol. 2020, 13 (1): 47.

[12] QIN SK, REN ZG, MENG ZQ, et al. Camrelizumab in patients with previously treated advanced hepatocellular carcinoma: a multicentre, open-label, parallel-group, randomised, phase 2 trial. The Lancet Oncology, 2020, 21 (4): 571-580.

反应性皮肤毛细血管增生症（RCCEP）[a-d]

分级	描述	Ⅰ级推荐	Ⅱ级推荐	Ⅲ级推荐
G1	单个或多个结节，最大径≤ 10mm，伴或不伴破溃出血	继续 ICIs 治疗； 易摩擦部位可用纱布保护，避免出血； 破溃出血者可采用局部压迫止血治疗		
G2	单个或多个结节，最大径>10mm，伴或不伴有破溃出血	继续 ICIs 治疗； 易摩擦部位可用纱布保护，避免出血； 破溃出血者可采用局部压迫止血治疗，或采取局部治疗措施，如激光或外科切除等，避免破溃处感染		
G3	呈泛发性，可并发感染，可能需要住院治疗	暂停 ICIs 治疗，待恢复至≤ 1 级后恢复给药； 易摩擦部位可用纱布保护，避免出血； 破溃出血者可采用局部压迫止血治疗，或采取局部治疗措施，如激光或外科切除等； 并发感染者给予抗感染治疗		

上述证据类别全部为 2A 类。

【注释】

a 由于 NCI CTCAE 缺乏针对反应性皮肤毛细血管增生症（reactive cutaneous capillary endothelial proliferation，RCCEP）的分级标准，此分级参考了皮肤和皮下组织疾病的分级标准。到目前为止，尚无 ICIs 治疗导致 4~5 级 RCCEP 的报道[1]。

b RCCEP 是 PD-1 抑制剂卡瑞利珠单抗最常见的皮肤免疫相关不良反应，发生率为 78.8%（834/1 059）；RCCEP 大多为 G1-2，其中 G1 约为 71.1%~82.2%，G3 仅为 0~4.8%；大部分 RCCEP 出现在 ICIs 首次用药后的 2~4 周。联合抗血管生成药物阿帕替尼时，RCCEP 的发生率降为 15.6%[1]。

c RCCEP 主要发生在颜面部和躯干的体表皮肤，大致可分为“红痣型”“珍珠型”“桑椹型”“斑片型”“瘤样型”，其中以“红痣型”“珍珠型”最为多见，病理表现为皮肤真皮层毛细血管增生[2]。具有自限性，大多在首次用药后 3~4 个月时便不再增大，停用 ICIs 后 1~2 个月可自行萎缩、消退或坏死脱落。极少数患者可出现在口腔、鼻腔或眼睑黏膜，迄今未见发生于呼吸道和消化道黏膜[1]。

d RCCEP 可以作为预测卡瑞利珠单抗单药疗效的临床指标[2]。

参考文献

[1] 中国临床肿瘤学会抗肿瘤药物安全管理专家委员会，中国临床肿瘤学会免疫治疗专家委员会．卡瑞利珠单抗致反应性皮肤毛细血管增生症临床诊治专家共识．临床肿瘤学杂志，2020, 25 (9): 840-848.

[2] WANG F, QIN S, SUN X, et al. Reactive cutaneous capillary endothelial proliferation in advanced hepatocellular carcinoma patients treated with camrelizumab: data derived from a multicenter phase 2 trial. J Hematol Oncol, 2020, 13 (1): 47-56.

内分泌毒性[a-c]

分级	描述	Ⅰ级推荐	Ⅱ级推荐	Ⅲ级推荐
甲状腺功能减退[d]				
G1	无症状：只需临床或诊断性检查；无需治疗	继续 ICIs 治疗	监测 TSH 及游离 T4，每 4~6 周 1 次 如确诊为中枢性甲状腺功能减退，参照垂体炎治疗	
G2	有症状：需要行甲状腺激素替代疗法；日常使用工具受限	继续 ICIs 治疗 TSH 升高（>10μIU/ml），补充甲状腺素	监测 TSH 及游离 T4，每 4~6 周 1 次 请内分泌科会诊 如确诊为中枢性甲状腺功能减退，参照垂体炎治疗	
G3	严重症状：个人自理能力受限；需要住院治疗			
G4	危及生命；需要紧急干预			

毒性管理

内分泌毒性（续表）

分级	描述	Ⅰ级推荐	Ⅱ级推荐	Ⅲ级推荐
甲状腺功能亢进[e]				
G1	无症状：只需临床或诊断性观察；暂无需治疗	继续ICIs治疗，如果有症状，普萘洛尔、美替洛尔或者阿替洛尔口服缓解症状 4~6周后复查TFTs：如果已经缓解，不需要进一步治疗；如果TSH仍然低于正常值，游离T4/总T3升高，建议行4小时或24小时摄碘率以明确是否有甲状腺机能亢进或毒性弥漫性甲状腺肿（Graves病）等	甲状腺功能亢进通常会发展为甲状腺功能减退，检测血清TSH水平，如果TSH>10μIU/ml，则开始补充甲状腺素	
G2	有症状：需要行甲状腺激素抑制治疗；影响使用工具性日常生活活动			
G3	严重症状：个人自理能力受限；需要住院治疗			
G4	危及生命；需要紧急干预			
垂体炎[f]		暂停ICIs治疗，直至急性症状缓解 如果伴有临床症状，可予甲基泼尼松龙/泼尼松，1~2mg/（kg·d） 根据临床指征给予相应激素替代治疗	请内分泌科会诊	激素治疗期间重视患者宣教，感染、创伤等知识

内分泌毒性（续表）

分级	描述	Ⅰ级推荐	Ⅱ级推荐	Ⅲ级推荐
	原发性肾上腺功能减退[g]	暂停 ICIs 治疗 在给予其他激素替代治疗之前，首先给予皮质类固醇以避免肾上腺危象 类固醇替代治疗：氢化可的松，20mg AM，10mg PM，然后根据症状缓慢滴定给药剂量；或泼尼松初始剂量 7.5mg 或 10mg，然后酌情减少至 5mg，1 次 / 日和氟氢可的松以 0.1mg 的剂量开始给药，隔日 1 次；然后根据血压、症状、下肢水肿和实验室检查结果进行增量或减量 如果血流动力学不稳定，住院治疗，并开始给予高剂量 / 应激剂量的类固醇 症状严重（低血压）的患者可能需要大量补液（例如：生理盐水的量通常需要 >2L）	请内分泌科会诊 动态评估血皮质醇、生化（包含电解质）、血清肾素水平	激素治疗期间，应重视向患者宣教感染、创伤等知识

内分泌毒性（续表）

分级	描述	Ⅰ级推荐	Ⅱ级推荐	Ⅲ级推荐
高血糖（首选空腹血糖）[h]				
G1	空腹血糖 <8.9mmol/L	新发高血糖 <11.1mmol/L 和 / 或 2 型糖尿病病史且不伴糖尿病酮症酸中毒（DKA），建议：继续 ICIs 治疗，治疗期间应动态监测血糖，调整饮食和生活方式，按相应指南给予药物治疗 新发空腹血糖 >11.1mmol/L 或随机血糖 >13.9mmol/L 或 2 型糖尿病病史伴空腹 / 随机血糖 >13.9mmol/L，建议： （1）完善血 pH、基础代谢组合检查、尿或血浆酮体、β- 羟基丁酸等	如果患者有症状和 / 或血糖持续无法控制，考虑请内分泌科会诊	
G2	空腹血糖 8.9~13.9mmol/L			

内分泌毒性（续表）

分级	描述	Ⅰ级推荐	Ⅱ级推荐	Ⅲ级推荐
G3	空腹血糖 13.9~27.8mmol/L，需要住院治疗	（2）如果尿或血酮体 / 阴离子间隙阳性，查 C- 肽、抗谷氨酸脱羧酶抗体（GAD）、抗胰岛细胞抗体： （3）DKA 检查阴性，处理同“新发高血糖症 <11.1mmol/L” （4）DKA 检查阳性：暂停 ICIs 治疗，住院治疗，请内分泌科会诊，并按机构指南行 DKA 管理，在住院治疗团队和 / 或内分泌专家的指导下使用胰岛素		
G4	空腹血糖 >27.8mmol/L；危及生命			

上述证据类别全部为 2A 类。

【注释】

a ICIs 相关内分泌毒性包括甲状腺功能异常（主要是甲状腺功能减退、甲状腺功能亢进和甲状腺炎等）和急性垂体炎（导致垂体功能减低，包括中枢性甲状腺功能减退、中枢性肾上腺功能不足和低促性腺激素性引起的性腺功能减退症等）。也有关于其他免疫相关内分泌疾病的报道，但少有发生，包括原发性肾上腺功能减退、1 型糖尿病、高钙血症和甲状旁腺功能减退等。这些并发症的报道的数据不一，可能与非特异性的首发症状及临床表现不同有关[1-5]。ICIs 引起的甲状腺功能异常很少超过 2 级，通过及时检查以及对症或替代治疗，极少引起致死性甲状腺危象。垂体炎是 Ipilimumab 导致的常见内分泌毒性，但如果没有及时发现或者尽早干预，可能导致致死性的严重后果。另外，从目前临床研究看，1 型糖尿病以及原发性肾上腺皮质功能减退并不多见，但通过临床医师密切观察及对症处理，通常可以鉴别并及早干预。

b PD-1/PD-L1 抑制剂单药治疗时，甲状腺功能紊乱发生率为 5%~10%（与肿瘤类型无关），垂体炎发生率很低（约 0.4%），而原发性肾上腺皮质功能减退以及 1 型糖尿病发生率更低，分别为 0.7% 和 0.2%[4, 5]。Ipilimumab 治疗时甲状腺功能紊乱的发生率为 1%~5%，垂体炎的发生率高于 PD-1 抑制剂，约 3.2%[5-8]，Ipilimumab 联合 PD-1 抑制剂治疗甲状腺功能异常的发生率增加至 20%，垂体炎的发生率增加至 6.4%，而原发性肾上腺皮质功能减退同样增加至 4.2%[1, 9, 10]。总体来说，免疫联合治疗所致内分泌毒性显著高于单药治疗。

c 各种 ICIs 相关的内分泌毒性时间跨度较大，但通常出现较慢。PD-1 抑制剂单药相关内分泌毒性出现的时间通常发生在第 10~24 周左右，而 Ipilimumab 治疗相关内分泌毒性，如垂体炎，最早可能出现在第 7~8 周，但联合治疗内分泌毒性显著提前，平均发生在第 12 周左右[1-3, 11]。

d ICIs 治疗期间，如果患者出现无法解释的乏力、体重增加、毛发脱落、畏寒、便秘、抑郁和其他症状，需要考虑甲状腺功能减退之可能；如血清诊断发现 TSH 增高、游离 T4 降低则可确诊。诊断甲状腺功能减退需完善以下基线检查：TSH、FT4、FT3 和总甲状腺素（TTs）；如怀疑中枢性甲状腺功能减退，进一步查血卵泡刺激素（follicle-stimulating hormone，FSH）、晨起皮质醇、黄体生成素（luteinizing hormone，LH）和肾上腺硫酸脱氢表雄酮等；女性加查雌二醇，男性加查睾酮；如确诊为中枢性甲状腺功能减退还需要加查垂体 MRI[2, 4, 5, 11, 12]。

e ICIs 治疗期间，如果患者出现无法解释的心悸、出汗、进食和便次增多和体重减少，需要考虑甲状腺功能亢进之可能；如血清发现游离 T4 或总 T3 升高，合并 TSH 正常或降低则可确诊。甲状腺功能亢进也可以继发于甲状腺炎或 Graves' 病。如果患者同时服用 β- 受体阻滞剂，这些症状有可能被掩盖，因此应注意详细询问病史。诊断甲状腺功能亢进需完善以下基线检查：TSH、FT4、FT3 和 TTs；基线值异常不影响治疗；如果不确定，则请内分泌科会诊；如 TSH 降低，游离 T4/ 总 T3 升高，考虑检查甲状腺素过氧化物酶抗体（anti-thyroid peroxidase antibody，TPOAb）和促甲状腺素受体抗体（TRAb）[2, 4, 5, 11, 12]。

f ICIs 治疗期间，如果患者出现无法解释的持续头痛和 / 或视觉障碍，需要立即评估是否合并垂体炎，但注意鉴别脑转移癌、软脑膜疾病和脑血管疾病等。脑部 MRI 主要表现为脑垂体肿胀或增大。确诊的垂体功能减退患者多数脑 MRI 检查一般有异常表现，如垂体柄增厚、鞍区上凸或腺体信号不均匀强化等。诊断垂体炎需完善以下基线检查：促肾上腺皮质激素（adreno cortico tropic hormone，ACTH）、TSH、FT4、FT3、TTs、LH、FSH、睾酮、泌乳素和晨起皮质醇等[2, 4, 5, 11, 12]。

g 诊断原发肾上腺功能减退需完善以下基线检查：血液电解质、ACTH 和晨起皮质醇等。

h 继发的 1 型糖尿病患者，常规有典型的多尿、口渴、体重下降、恶心和 / 或呕吐等症状，应注意排除是否合并酮症酸中毒。如有血糖升高，应检查糖化血红蛋白，必要时可请内分泌科会诊[2, 4, 5, 11, 12]。

参考文献

[1] POSTOW MA, SIDLOW R, HELLMANN MD. Immune-Related Adverse Events Associated with Immune Checkpoint Blockade. N Engl J Med, 2018, 378 (2): 158-168.

[2] BRAHMER JR, LACCHETTI C, SCHNEIDER BJ, et al. Management of immune-related adverse events in patients treated with immune checkpoint inhibitor therapy: American Society of Clinical Oncology Clinical Practice Guideline. J Clin Oncol, 2018, 36 (17): 1714-1768.

[3] HAANEN J, CARBONNEL F, ROBERT C, et al. Management of toxicities from immunotherapy: ESMO Clinical Practice Guidelines for diagnosis, treatment and follow-up. Ann Oncol, 2017, 28 (suppl_4): iv119-iv142.

[4] BARROSO-SOUSA R, BARRY WT, GARRIDO-CASTRO AC, et al. Incidence of Endocrine Dysfunction Following the Use of Different Immune Checkpoint Inhibitor Regimens: A Systematic Review and Meta-analysis. JAMA Oncol, 2018, 4 (2): 173-182.

[5] CHANG LS, BARROSO-SOUSA R, TOLANEY SM, et al. Endocrine toxicity of cancer immunotherapy targeting immune checkpoints. Endocr Rev, 2019, 40 (1): v17-65,

[6] HODI FS, O'DAY SJ, MCDERMOTT DF, et al. Improved survival with ipilimumab in patients with

metastatic melanoma. N Engl J Med, 2010, 363 (8): 711-723.

[7] WOLCHOK JD, NEYNS B, LINETTE G, et al. Ipilimumab monotherapy in patients with pretreated advanced melanoma: a randomised, double-blind, multicentre, phase 2, dose-ranging study. Lancet Oncol, 2010, 11 (2): 155-164.

[8] EGGERMONT AM, CHIARION-SILENI V, GROB JJ, et al. Prolonged survival in stage Ⅲ melanoma with ipilimumab adjuvant therapy. The N Engl J Med, 2016, 375 (19): 1845-1855.

[9] ROBERT C, SCHACHTER J, LONG GV, et al. Pembrolizumab versus ipilimumab in advanced melanoma. N Engl J Med, 2015, 372 (26): 2521-2532.

[10] LARKIN J, CHIARION-SILENI V, GONZALEZ R, et al. Combined nivolumab and ipilimumab or monotherapy in untreated melanoma. N Engl J Med, 2015, 373 (1): 23-34.

[11] PUZANOV I, DIAB A, ABDALLAH K, et al. Managing toxicities associated with immune checkpoint inhibitors: consensus recommendations from the Society for Immunotherapy of Cancer (SITC) Toxicity Management Working Group. J Immunother Cancer, 2017, 5 (1): 95.

[12] CUKIER P, SANTINI FC, SCARANTI M, et al. Endocrine side effects of cancer immunotherapy. Endocr Relat Cancer, 2017, 24 (12): T331-T347.

肝脏毒性[a]

分级	描述[b]	Ⅰ级推荐[c]	Ⅱ级推荐	Ⅲ级推荐
G1	AST 或 ALT<3 倍正常值上限（ULN） 总胆红素 <1.5 倍 ULN	继续 ICIs 治疗	每周监测 1 次肝功能 如肝功能稳定，适当减少监测频率	
G2	AST 或 ALT 3~5 倍 ULN 总胆红素 1.5~3 倍 ULN	暂停 ICIs 治疗 0.5~1mg/kg 泼尼松口服，如肝功能好转，缓慢减量，总疗程至少 4 周 泼尼松剂量减至 ≤ 10mg/d，且肝脏毒性 ≤ 1 级，可重新 ICIs 治疗[d]	每 3 天检测 1 次肝功能	可选择肝脏活检[e]

肝脏毒性（续表）

<table>
<tr><th>分级</th><th>描述[b]</th><th>Ⅰ级推荐[c]</th><th>Ⅱ级推荐</th><th>Ⅲ级推荐</th></tr>
<tr><td>G3</td><td>AST 或 ALT 5~20 倍 ULN 总胆红素 3~10 倍 ULN</td><td rowspan="2">G4：建议永久停用 ICIs 治疗
静脉使用甲基泼尼松龙，1~2mg/kg，待肝脏毒性降至 2 级后，可等效改换口服的泼尼松并继续缓慢减量，总疗程至少 4 周
3 天后如肝功能无好转，考虑加用麦考酚酯（500~1 000mg，2 次 / 日）
不推荐使用英夫利西单抗[f]
考虑住院治疗</td><td rowspan="2">G3：建议停用 ICIs 泼尼松剂量减至≤ 10mg/d，且肝脏毒性≤ 1 级，可考虑重新 ICIs 治疗
每 1~2 天检测 1 次肝功能
如麦考酚酯效果仍不佳，可换用他克莫司
请肝病专家会诊
进行肝脏 CT 或超声检查[g]
考虑肝脏活检</td><td rowspan="2"></td></tr>
<tr><td>G4</td><td>AST 或 ALT >20 倍 ULN
总胆红素 >10 倍 ULN</td></tr>
</table>

上述证据级别全部为 2A 类证据。

【注释】

a　ICIs 相关肝脏毒性（ICI-induced immune mediated hepatitis，IMH）主要表现为谷丙转氨酶（ALT）和 / 或谷草转氨酶（AST）升高，伴或不伴有胆红素升高。一般无特征性的临床表现，有时伴有发热、疲乏、食欲下降、早饱等非特异性症状，胆红素升高时可出现皮肤巩膜黄染、茶色尿等。症状也可来自同时发生的其他脏器毒性，如结肠炎、甲状腺炎或肺炎等。

b IMH 可发生于首次使用后任意时间，最常出现在首次用药后 8~12 周。接受 CTLA-4 抑制剂（联合或不联合 PD-1 抑制剂）的患者出现肝毒性的时间相对更早。IMH 的发生率差异很大，从 0.7%~16% 不等，取决于 ICIs 的种类、剂量以及是否使用联合治疗。任何级别的 IMH 发生率在 PD-1 抑制剂中最低（0.7%~2.1%），在 PD-L1 抑制剂和标准剂量 CTLA-4 抑制剂中居中（0.9%~12%），在 CTLA-4/PD-1 抑制剂联合治疗（13%）和高剂量 CTLA-4 抑制剂（16%）治疗中最高；3/4 级 IMH 的总发生率为 0.6%~11%，高剂量 CTLA-4 抑制剂更常见[1]。ICIs 联合 TKI 相对 ICIs 单药或联合贝伐珠单抗发生肝损伤的几率和严重程度可能增加[2, 3]。

在肝细胞癌（HCC）患者中 IMH 的发生率略高于非 HCC 患者，但总体预后无明显差异。在一项非 HCC 患者的中国人群荟萃分析中[4]，使用帕博利珠单抗、纳武利尤单抗、卡瑞利珠单抗、特瑞普利单抗、替雷利珠单抗、信迪利单抗治疗后，任何级别的 IMH 发生率在 7.4%~14.0%，其中 ICIs 单药的发生率为 6.9%~13.1%，联合治疗为 12.2%~37.8%。李淑娈等[5]回顾性总结了在 112 例 ICIs 单药或联合治疗的患者中，各级别 IMH 的发生率为 26.8%，3-5 级 IMH 的发生率为 7.14%。在卡瑞利珠单抗治疗晚期 HCC 的Ⅲ期临床研究中[6]，IMH（ALT 升高 /AST 升高 / 胆红素升高）的发生率为 15%~22%。在阿替利珠单抗联合贝伐珠单抗治疗的 Imbrave150 中国人群中[7]，阿替利珠单抗联合贝伐珠单抗的 IMH 发生率在 19%~23.5%。

IMH 主要分肝细胞型、胆汁淤积型和混合型三种类型。胆汁淤积型 IMH 通常出现碱性磷酸酶（ALP）和谷氨酰转肽酶（GGT）的升高。大多数IMH为肝细胞型，胆汁淤积型仅占少数。IMH的诊断需排除活动性病毒性肝炎、其他疾病导致的肝脏损伤（如脂肪肝、酒精肝等）、其他药物导致的肝损伤、自身免疫性肝炎、肝脏原发肿瘤或肝转移瘤进展、各种原因引起的胆道梗阻等。

初次ICIs治疗前应全面评估肝脏功能，了解排查有无基础肝脏疾病，包括病毒性肝炎、脂肪肝、酒精肝、自身免疫性肝炎等，不建议在肝移植后进行ICIs治疗。如果基线存在肝转移，可在相当于2级肝脏毒性以内的肝功能水平进行ICIs治疗；当发生IMH，ALT/AST升高超过基线50%，并持续1周以上，建议永久停止ICIs治疗[8]。

治疗应首先需减少或停用其他可能引起肝脏损伤的药物。IMH预后相对较好，通常对类固醇治疗有效，较少发生肝衰竭和死亡。大多数患者在1~3个月恢复至基线肝功能状态[9，10]。胆汁淤积型IMH预后相对较差，对类固醇和免疫抑制剂治疗不敏感[11，12]。糖皮质激素治疗无效换加用麦考酚酯，如效果仍不佳，可换用低剂量他克莫司（5~7ng/dl）。新型的治疗药物包括布地奈德、抗胸腺球蛋白（ATG）和血浆置换等，可在有经验的中心谨慎使用[2]。英夫利西单抗因其自身潜在的肝脏毒性，不建议考虑使用在IMH的患者中。胆汁淤积型IMH可联合熊去氧胆酸（UDCA）治疗[2]。

HCC合并病毒性肝炎（携带HBV或HCV）的患者使用ICIs，在全程管理病毒性肝炎的前提下，ICIs相关肝脏毒性可控，疗效与未感染者无显著差别[6，13，14]。故HBV/HCV感染者可以安全使用ICIs。对于合并HBV感染的患者，需在HBV-DNA低于2 000IU/ml后再开始ICIs

治疗（临床试验中常常要低于 500IU/ml）。即使 HBV-DNA 定量不高，如果 HBsAg（+）和（或）HBcAb（+），也推荐在首次 ICIs 使用前开始给予抗病毒治疗（推荐核苷类似物，如恩替卡韦或替诺福韦酯），并定期监测 HBV-DNA 和 HBV 表面抗原和抗体；对于合并 HCV 感染者，无需在 ICIs 治疗的同时接受 DAAs 或干扰素抗病毒治疗，但仍需定期监测 HCV-RNA 水平。

d 2 级肝脏毒性的患者好转后再次启用 ICIs 治疗，大多数不再发生肝脏毒性。3 级及以上肝损伤患者，再次启用 ICIs 治疗发生严重肝脏损伤的几率增加。3 级 IMH 后是否再次启用 ICIs 治疗，需由 MDT 团队讨论后决定，4 级 IMH 则永久停用 ICIs 治疗。CTLA-4 抑制剂（单药或联合 PD-1/PD-L1 抑制剂）治疗后发生 IMH 者，选择 PD-1 抑制剂再次出现 IMH 的风险较低[15]。未完全停止类固醇治疗的患者再次启用 ICIs 治疗相对完全停用者再次发生 IMH 的风险高[16]。

e 建议对诊断不明和≥ 3 级的 IMH 进行肝活检，特别在胆汁淤积型 IMH，用于了解肝损伤的特征和严重程度，同时排除其他原因引起的肝功能异常。肝细胞性 IMH 病理学常见为活动性小叶性肝炎和不同部位的静脉周围炎症浸润，肉芽肿性肝炎更常见于 CTLA-4 抑制剂治疗后[17, 18]。胆汁淤积型 IMH 可见不同表现的胆管损伤、甚至胆管缺失，免疫组化可见肝胆中间表型，此类肝损伤对类固醇及免疫抑制剂治疗多不敏感，预后较差[11, 12]。

f 糖皮质激素治疗后换用麦考酚酯如效果仍不佳，可选加用他克莫司。英夫利西单抗因其自身潜在的肝脏毒性，不考虑使用在 ICIs 相关肝脏损伤的患者中。

g 影像学表现取决于肝脏毒性的严重程度，一般情况下大多表现正常。在严重肝损伤的患者中，CT 显示类似于其他常见病因引起的急性肝炎表现，即轻度肝肿大、肝实质减弱、门脉周围水肿和门脉周围淋巴结病等。肝脏超声可见门静脉周围回声，伴或不伴有胆囊壁水肿[19，20]。

参考文献

[1] PEERAPHATDIT TB, WANG J, ODENWALD MA, et al. Hepatotoxicity from Immune Checkpoint Inhibitors: A Systematic Review and Management Recommendation [J]. Hepatology, 2020, 72 (1): 315-329.

[2] MARTIN ED, MICHOT JM, ROSMORDUC O, et al. Liver toxicity as a limiting factor to the increasing use of immune check point inhibitors. JHEP Reports, 2020, 2 (6): 100170.

[3] 李淑娈 , 高小平 , 陈倩琪 , 等 . 恶性肿瘤患者免疫治疗相关肝不良事件的影响因素 . 中华肿瘤杂志 , 2020, 42 (1): 50-54.

[4] LI L, LI G, RAO B, et al. Landscape of immune checkpoint inhibitor-related adverse events in Chinese population. Scientific Reports, 2020, 10 (1): 15567.

[5] 章琼燕 , 纪元 , 陈伶俐 , 等 . 免疫检查点抑制剂治疗后肝功能异常的组织病理学分析 . 中华病理学杂志 , 2020, 049 (004): 329-335.

[6] QIN SK, REN ZG, MENG ZQ, et al. Camrelizumab in patients with previously treated advanced hepatocellular carcinoma: a multicentre, open-label, parallel-group, randomised, phase 2 trial. The Lancet Oncology, 2020, 21 (4): 571-580.

[7] QIN SK, et al. EASL 2020 [abstract OP02-02].

[8] PUZANOV I, DIAB A, ABDALLAH K, et al. Managing toxicities associated with immune checkpoint inhibitors: consensus recommendations from the Society for Immunotherapy of Cancer (SITC) Toxicity Management Working Group. J Immunother Cancer, 2017, 5 (1): 95.

[9] HAANEN J, CARBONNEL F, ROBERT C, et al. Management of toxicities from immunotherapy: ESMO Clinical Practice Guidelines for diagnosis, treatment and follow-up. Ann Oncol, 2017, 28 (suppl_4): iv119-iv142.

[10] HUFFMAN BM, KOTTSCHADE LA, KAMATH PS, et al. Hepatotoxicity after immune checkpoint inhibitor therapy in melanoma: Natural Progression and Management. Am J Clin Oncol, 2018, 41 (8): 760-765.

[11] KAWAKAMI H, TANIZAKI J, TANAKA K, et al. Imaging and clinicopathological features of nivolumab-related cholangitis in patients with non-small cell lung cancer. Investigational New Drugs, 2017, 35 (4): 529-536.

[12] DOHERTY GJ, DUCKWORTH AM, DAVIES SE, et al. Severe steroid-resistant anti-PD1 T-cell checkpoint inhibitor-induced hepatotoxicity driven by biliary injury. Esmo Open, 2017, 2 (4): e000268.

[13] EL-KHOUEIRY AB, SANGRO B, YAU T, et al. Nivolumab in patients with advanced hepatocellular carcinoma (CheckMate 040): an open-label, non-comparative, phase 1/2 dose escalation and expan-

sion trial. Lancet, 2017, 389 (10088): 2492-2502.

[14] ZHU AX, FINN RS, EDELINE J, et al. Pembrolizumab in patients with advanced hepatocellular carcinoma previously treated with sorafenib (KEYNOTE-224): a non-randomised, open-label phase 2 trial. Lancet Oncol, 2018, 19 (7): 940-952.

[15] CHEUNG V, GUPTA T, PAYNE M, et al. Immunotherapy-related hepatitis: real-world experience from a tertiary centr. Frontline Gastroenterology, 2019, 10 (4): 364-371.

[16] POLLACK M H, BETOF A, DEARDEN H, et al. Safety of resuming anti-PD-1 in patients with immune-related adverse events (irAEs) during combined anti-CTLA-4 and anti-PD1 in metastatic melanoma. Ann Oncol, 2017, 29 (1): 250-255.

[17] MARTIN E D, MICHOT J M, PAPOUIN B, et al. Characterization of liver injury induced by cancer immunotherapy using immune checkpoint inhibitors. J of Hepatol, 2018, 68 (6): 1181-1190.

[18] KLEINER DE, BERMAN D. Pathologic Changes in Ipilimumab-Related Hepatitis in Patients with Metastatic Melanoma. Digest Dis Sci, 2012, 57 (8): 2233-2240.

[19] REYNOLDS K, THOMAS M, DOUGAN M. Diagnosis and management of hepatitis in patients on checkpoint blockade. The oncologist, 2018, 23 (9): 991-997.

[20] KIM KW, RAMAIYA NH, KRAJEWSKI KM, et al. Ipilimumab associated hepatitis: imaging and clinicopathologic findings. Invest New Drugs, 2013, 31 (4): 1071-1077.

胃肠毒性（腹泻 / 结肠炎）[a]

分级	描述[b-d]	Ⅰ级推荐[e-f]	Ⅱ级推荐	Ⅲ级推荐
G1	无症状；只需临床或诊断性观察（1 级腹泻 ≤ 4 次 / 日）	化验检查：血常规、肝肾功能、电解质、甲状腺功能 粪便检查：镜检白细胞、虫卵、寄生虫、培养、病毒、艰难梭菌霉素、隐孢子虫和培养耐药病原体 可继续 ICIs 治疗 必要时口服补液、使用止泻药物对症处理 避免高纤维 / 乳糖饮食		
G2	腹痛；大便黏液或带血（2 级腹泻频率 4~6 次 / 日）	化验检查和粪便检查同上 有结肠炎体征行胃肠 X 线检查 急诊结肠镜检查和活检 暂停 ICIs 治疗 无需等待结肠镜检查即可开始激素治疗 口服泼尼松，1mg/（kg · d） 如 48~72 小时激素治疗无改善或加重：增加剂量至 2mg/（kg · d）；考虑加用英夫利西单抗		

胃肠毒性（腹泻 / 结肠炎）（续表）

分级	描述[b-d]	Ⅰ级推荐[e-f]	Ⅱ级推荐	Ⅲ级推荐
G3~G4	G3：剧烈腹痛；大便习惯改变；需要药物干预治疗；腹膜刺激征（3级腹泻频率≥7次/日） G4：症状危及生命；需要紧急干预治疗	化验检查和粪便检查同上 有结肠炎体征推荐腹盆腔增强CT 预约结肠镜检查和活检 每天复查血常规、肝肾功能和电解质、CRP 饮食指导（禁食、流食、全肠外营养）； G3暂停ICIs治疗；G4永久停用ICIs治疗 静脉甲基泼尼松龙2mg/（kg·d） 无需等待结肠镜检查即可开始激素治疗 如48小时激素治疗无改善或加重，在继续应用激素的同时考虑加用英夫利西单抗 如果英夫利西单抗耐药，考虑维多珠单抗或参加临床研究		

上述证据类别全部为2A类。

【注释】

a 胃肠毒性主要表现为腹泻 / 结肠炎，是 ICIs 治疗最常见的毒性之一，3~4 级免疫相关胃肠道毒性是导致 ICIs 治疗中断的常见原因。CTLA-4 抑制剂的胃肠道毒性发生风险远远高于 PD-1/PD-L1 抑制剂，并且可发生于治疗过程中的任意时间，甚至治疗结束后数月，需要特别引起重视。PD-1/PD-L1 抑制剂的胃肠道毒性发生的中位时间为用药后 6~8 周。以上两类药物的联合使用会显著提高胃肠道毒性的发生风险，并且导致发生时间提前。

b 大多数患者病变累及乙状结肠和直肠，上消化道改变罕见，内镜下多表现为黏膜红斑、糜烂、溃疡形成。临床主要表现为腹泻，还可发生腹痛、大便带血和黏液、发热等症状，少部分患者还可表现为口腔溃疡、肛门病变（肛瘘、脓肿、肛裂）及关节疼痛、内分泌紊乱、皮肤病变等肠外表现。

c 发生腹痛、腹泻等症状的患者要警惕免疫相关性胃肠毒性的可能性。对于严重腹泻或持续的 2 级及以上的腹泻患者推荐弯曲乙状结肠镜或结肠镜检查以进一步明确诊断。ICIs 治疗引起的胃肠毒性组织学图像通常不同于炎症性肠病（inflammatory bowel disease，IBD）的表现。大多数病例表现为急性结肠炎（中性粒细胞和嗜酸性粒细胞浸润），或者是弥漫性或局灶性片状隐窝脓肿。也有病例表现为慢性 IBD 特征，例如肉芽肿、基底部浆细胞增多和片状病变（萎缩、扭曲、分枝和发芽）。上消化道症状（吞咽困难和上腹痛）和内镜下病变（食管溃疡、胃炎和十二指肠炎）也有报道。大约有一半的 CTLA-4 抑制剂介导的小肠结肠炎患者伴有胃部和十二指肠的慢性、轻度、片状炎症（腺窝扭曲、局灶性和异质性绒毛缩短、固有层嗜酸性和单核炎症细胞增多）。

d 已有一些研究探索了生物标志物在诊断胃肠毒性中的作用。如钙卫蛋白（Calprotecin）和乳铁蛋白（Lactoferrin），但在诊断上仍需要进一步研究确证。

e 消化系统恶性肿瘤患者使用 ICIs 治疗应考虑原发病引起的消化道症状，胃肠道毒性的治疗原则尚需在临床实践中进一步探索完善。

f 大部分 ICIs 治疗引起的胃肠毒性均能够得到很好控制。胃肠毒性与 ICIs 治疗抗肿瘤预后的相关性也有报道。一些研究发现 Ipilimumab 介导的小肠结肠炎和肿瘤退缩或总生存相关。在一项剂量递增研究中，CTLA-4 抑制剂治疗剂量越大，用药时间越长，3~4 级毒性发生率可能越高，但抗肿瘤的有效率并未相应提升；也有研究提示胃肠毒性与 ICIs 治疗的疗效无关。对于胃肠毒性后再次使用 ICI 需要根据具体情况平衡风险，原则上 G2~3 暂停，毒性缓解后可以考虑再次尝试；G4 永久停用。

胰腺毒性[a]

分级	描述	Ⅰ级推荐	Ⅱ级推荐	Ⅲ级推荐
无症状性淀粉酶/脂肪酶升高[b-c]				
G1	无急性胰腺炎相关症状 淀粉酶≤3倍正常上限(ULN)和/或 脂肪酶≤3倍正常上限(ULN)	评估有无急性胰腺炎（包括临床症状评估、胰腺薄层增强CT扫描、胰腺MRCP扫描[d]） • 无急性胰腺炎证据，继续免疫治疗 • 有急性胰腺炎证据，按照胰腺炎诊治原则处理	排除其他原因引起的淀粉酶/脂肪酶升高，如炎性肠病、肠易激综合征、肠梗阻、胃轻瘫、恶心/呕吐、糖尿病等	
G2	无急性胰腺炎相关症状 淀粉酶升高3~5倍正常上限(ULN)和/或 脂肪酶升高3~5倍正常上限(ULN)	评估有无急性胰腺炎（包括临床症状评估，持续性中重度淀粉酶和/或脂肪酶升高，需行胰腺薄层增强CT扫描或胰腺MRCP扫描） • 无急性胰腺炎证据，继续免疫治疗 • 有急性胰腺炎证据，按照胰腺炎诊治原则处理	排除其他原因引起的淀粉酶/脂肪酶升高，如炎性肠病、肠易激综合征、肠梗阻、胃轻瘫、恶心/呕吐、糖尿病等	

胰腺毒性（续表）

分级	描述	Ⅰ级推荐	Ⅱ级推荐	Ⅲ级推荐
G3-4	无急性胰腺炎相关症状 淀粉酶 >5 倍正常上限（ULN）和 / 或 脂肪酶 >5 倍正常上限（ULN）	评估有无急性胰腺炎（包括临床症状评估，持续性中重度淀粉酶和 / 或脂肪酶升高，需行胰腺薄层增强 CT 扫描或胰腺 MRCP 扫描） • 无急性胰腺炎证据，继续免疫治疗 • 有急性胰腺炎证据，按照胰腺炎诊治原则处理 [e]	排除其他原因引起的淀粉酶 / 脂肪酶升高，如炎性肠病、肠易激综合征、肠梗阻、胃轻瘫、恶心 / 呕吐、糖尿病等	静脉补液水化 [f]
急性胰腺炎				
G1	出现下列症状 / 体征之一： 淀粉酶 / 脂肪酶 >3 倍正常上限（ULN）； 临床表现考虑胰腺炎； CT 影像学结果提示有胰腺炎；	按照无症状性淀粉酶 / 脂肪酶升高处理 静脉补液水化	请消化内科会诊或转至专科诊治	

胰腺毒性（续表）

分级	描述	Ⅰ级推荐	Ⅱ级推荐	Ⅲ级推荐
G2	出现下列症状/体征中的两种： 淀粉酶/脂肪酶>3倍正常上限（ULN） 临床表现考虑胰腺炎； CT影像学结果提示有胰腺炎	暂停ICIs治疗 泼尼松/甲基泼尼松龙，0.5~1mg/（kg·d）[g] 可考虑联合麦考酚酸酯治疗 静脉补液水化	请消化科会诊，转诊至专科诊治	
G3-4	淀粉酶/脂肪酶升高 影像学诊断急性胰腺炎 严重的腹痛、恶心/呕吐 血流动力学不稳定	永久停用ICIs治疗 泼尼松/甲基泼尼松龙，1~2mg/（kg·d） 可考虑联合麦考酚酸酯治疗 静脉补液水化	请消化科/ICU会诊，转诊至专科诊治	

上述证据类别全部为2A类。

【注释】

a 免疫相关的胰腺炎发病率不高（发生率：CTLA-4 单抗，0.9%~3%；PD-1 单抗，0.5%~1.6%；PD-1 联合 CTLA-4 单抗，1.2%~2.1%）[1, 2]。症状从急性胰腺炎到慢性胰腺炎均可发生[3]。免疫相关性无症状淀粉酶 / 脂肪酶升高发生率较急性胰腺炎高（发生率：PD-1 单抗，淀粉酶升高 14%，脂肪酶升高 8%；PD-1 单抗联合 CTLA-4 单抗，淀粉酶升高 4%，脂肪酶升高 2%）。

b 对于免疫相关的胰腺毒性目前仍存在一定争议，包括淀粉酶 / 脂肪酶是否作为常规检测指标，无急性胰腺炎相关表现的 3~4 级的淀粉酶 / 脂肪酶升高是否作为新型免疫检查点抑制剂的剂量限制性毒性等。淀粉酶 / 脂肪酶升高尚有其他多种原因，如器官衰竭、肠梗阻、糖尿病酮症酸中毒等。因此，目前多数文献认为若临床无明显的急性胰腺炎的可疑症状，常规可不做淀粉酶、脂肪酶检测[4]。

c 淀粉酶升高的程度与急性胰腺炎的严重程度无关，但淀粉酶升高确系增加急性胰腺炎风险[5]。

d 典型的胰腺炎影像学表现包括但不限于以下情形：胰腺坏死；胰周炎性改变；前哨肠袢征（十二指肠、空肠充气扩张）；结肠截断征（结肠脾区扩张）；左侧腰大肌影消失；腹水；腹部无气等[6]。

e 生长抑素在淀粉酶 / 脂肪酶升高或急性胰腺炎中的应用，目前尚无文献报道。

f MD Anderson 一项针对 5 762 例患者的回顾性分析发现，大剂量水化有利于改变患者的长期转归（OR 0.21，95% CI 0.06~0.79，*P*=0.022）。因此，建议对 3 级及以上淀粉酶升高患者，采用大剂量水化，尤其是 48 小时内使用[7]。

g 临床症状缓解后，糖皮质激素需在2~4周内逐步减量。糖皮质激素停药后，仍需监测胰腺炎复发情况[8]。

参考文献

[1] RIBAS A, KEFFORD R, MARSHALL MA. et al. Phase Ⅲ randomized clinical trial comparing tremelimumab with standard-of-care chemotherapy in patients with advanced melanoma. Clin Oncol, 2013, 31 (5): 616-622.

[2] Eggermont AM, Chiarion-Sileni V, Grob JJ, et al. Adjuvant ipilimumab versus placebo after complete resection of high-risk stage III melanoma (EORTC 18071): a randomised, double-blind, phase 3 trial. Lancet Oncol, 2015, 16 (5): 522-530.

[3] Hofmann L, Forschner A, Loquai C, et al. Cutaneous, gastrointestinal, hepatic, endocrine, and renal side-effects of anti-PD-1 therapy. Eur J Cancer, 2016, 60: 190-209.

[4] BRAHMER JR, LACCHETTI C, SCHNEIDER BJ, et al. Management of immune-related adverse events in patients treated with immune checkpoint inhibitor therapy: American Society of Clinical Oncology Clinical Practice Guideline. J Clin Oncol, 2018, 36 (17): 1714-1768.

[5] Ismail OZ, Bhayana V. Lipase or amylase for the diagnosis of acute pancreatitis ? Clin Biochem, 2017, 50 (18): 1275-1280.

[6] Banks PA, Bollen TL, Dervenis C. Acute Pancreatitis Classification Working, Classification of acute pancreatitis--2012: revision of the Atlanta classification and definitions by international consensus. Gut, 2013, 62 (1): 102-111.

[7] Abu-Sbeih H, Tang T, Lu Y, et al. Clinical characteristics and outcomes of immune checkpoint inhibitor-induced pancreatic injury. J Immunother Cancer, 2019, 7 (1): 31.

[8] Hsu C, Marshall JL, He AR. Workup and Management of Immune-Mediated Hepatobiliary Pancreatic Toxicities That Develop During Immune Checkpoint Inhibitor Treatment. Oncologist, 2020, 25 (2): 105-111.

肺毒性（肺炎）[a-f]

分级	描述	Ⅰ级推荐	Ⅱ级推荐	Ⅲ级推荐
G1	无症状；局限于单个肺叶或<25%的肺实质	基线检查：胸部CT、血氧饱和度、血常规、肝肾功能、电解质、TFTs、ESR、肺功能 考虑在3~4周后复查胸部CT及肺功能 如影像学好转，密切随访并恢复治疗 如影像学进展，升级治疗方案，暂停ICIs治疗 如影像学无改变，考虑继续治疗并密切随访直至出现新的症状	酌情痰检排除病原体感染 每2~3天进行自我症状监测，复查血氧饱和度 每周复诊，跟踪症状变化、胸部体检、重复血氧饱和度及胸部CT	
G2	出现新的症状/或症状恶化，包括：呼吸短促、咳嗽、胸痛、发热和缺氧；涉及多个肺叶且达到25%~50%的肺实质，影响日常生活，需要使用药物干预治疗	行胸部高分辨率CT，血常规、肝肾功能、电解质、肺功能分析 暂停ICIs治疗，直至降至≤G1 静滴甲基泼尼松龙，1~2mg/（kg·d），治疗48~72小时后，若症状改善，激素在4~6周内按照每周5~10mg逐步减量；若症状无改善，按G3~G4反应治疗；如不能完全排除感染，需考虑加用经验性抗感染治疗[e] 3~4周后复查胸部CT 临床症状和影像学缓解至≤G1，免疫药物可在评估后使用	行鼻拭子、痰培养及药敏、血培养及药敏、尿培养及药敏等检查排除病原体感染 每3~7天监测一次：病史和体格检查、血氧饱和度（静止和活动状态下） 每周复查胸部CT、血液检查、肺功能	酌情行支气管镜或支气管镜肺泡灌洗，不典型病变部位考虑活检

肺毒性（肺炎）（续表）

分级	描述	Ⅰ级推荐	Ⅱ级推荐	Ⅲ级推荐
G3	严重的新发症状，累及所有肺叶或 >50% 肺实质，个人自理能力受限，需吸氧，需住院治疗	行胸部高分辨率 CT，血常规、肝肾功能、电解质、肺功能分析 永久停用 ICIs 治疗，住院治疗 如果尚未完全排除感染，需经验性抗感染治疗；必要时请呼吸科或感染科会诊 静脉滴注甲基泼尼松龙，2mg/（kg·d），酌情行肺通气治疗；激素治疗 48 小时后，若临床症状改善，继续治疗至症状改善至≤G1，然后在 4~6 周内逐步减量；若无明显改善，可考虑接受英夫利西单抗（5mg/kg）静脉滴注（在 14 天后可重复给药），或吗啡麦考酚，1~1.5g/ 次，2 次 / 日，或静脉注射免疫球蛋白 e	行鼻拭子、痰培养、血培养、尿培养等检查排除病原体感染	行支气管镜或支气管镜肺泡灌洗，不典型病变部位考虑活检
G4	危及生命的呼吸困难、急性呼吸窘迫综合征（ARDS），需要插管等紧急干预措施			

上述证据类别全部为 2A 类。

【注释】

a　免疫相关性肺炎是一种罕见但有致命威胁的严重不良事件，在 PD-1/PD-L1 抑制剂相关死亡事件中占 35%[1]。临床研究的数据显示，接受 PD-1/PD-L1 抑制剂单药治疗的患者，肺炎发生率小于 5%，3 级以上的肺炎发生率 0~1.5%[2-6]。与 PD-L1 抑制剂相比，接受 PD-1 抑制剂单药治疗的患者免疫相关性肺炎的发生率更高[7-9]，PD-1 抑制剂与 PD-L1 抑制剂导致所有级别的肺炎发生率分别为 3.6% 和 1.3%，重症肺炎发生率为 1.1% 和 0.4%[4，8]，与 PD-1/PD-L1 抑制剂相比，接受 CTLA-4 抑制剂单药治疗的患者免疫相关性肺炎发生率较低，大概在 1% 左右[10-12]。但 PD-1/PD-L1 抑制剂联合 CTLA-4 抑制剂免疫相关性肺炎的发生率较 PD-1/PD-L1 更高[13]。与恶性黑色素瘤患者相比，NSCLC、肾癌患者更易发生免疫相关性肺炎[4]。值得注意的是，最近的研究提示在真实世界中，免疫相关性肺炎的发生率似乎更高（19%）[14]。另外，还有约 2% 的患者可能发展为慢性免疫相关性肺炎，这些患者可能需要更长时间的免疫抑制剂治疗[15]。总之，对于接受免疫检查点抑制剂的患者，应在治疗开始时定期提供患者教育，以期早期发现，早期干预。

b 免疫相关性肺炎可能发生在治疗的任何阶段，其中位发生时间在 2.8 个月左右[5]，与其他 irAEs 相比，肺炎发生的时间相对较晚，而联合治疗的患者肺炎发病时间较早，NSCLC 发生肺炎的起始时间要早于恶性黑色素瘤[16]。

c 免疫相关性肺炎的高危人群包括：①接受 EGFR-TKI 联合 ICIs 治疗的驱动基因敏感突变阳性的 NSCLC 患者[17，18]；②先前存在慢性阻塞性肺病（chronic obstructive pulmonary disease，COPD）、肺纤维化、鳞癌、既往接受过胸部放疗、接受联合治疗的患者等，或目前存在肺部活动性感染的患者[14，19，20]；③接受 ICIs 治疗前外周血嗜酸性粒细胞绝对数（absolute eosinophil count，AEC）较高的患者[21]。

d 免疫相关性肺炎的临床症状主要包括呼吸困难（53%）、咳嗽（35%）、发热（12%）或胸痛（7%），偶尔会发生缺氧且会快速恶化以致呼吸衰竭，但是约 1/3 患者无任何症状，仅有影像学异常[5]。影像学上多见磨玻璃结节影或斑片结节浸润影，主要位于两肺下叶为主，其次为中叶，上叶最少见；有别于分子靶向药物所致的弥漫肺炎表现，免疫相关性肺炎的影像学可表现各异，可表现为隐源性机化性肺炎、磨玻璃样肺炎、间质性肺炎、过敏性肺炎和其他非特异性肺炎，需与肺部感染、肿瘤淋巴管扩散、肿瘤肺部进展及弥漫性肺泡出血相鉴别[2, 3, 22, 23]。当影像学特点比较符合肺炎表现时，通常不建议行活检。经气管镜活检可能对于肿瘤播散引起的淋巴管炎或感染有鉴别作用。如实施再活检，需评估是否会取得特异性的诊断或能改变治疗策略。目前并无特异性的病理诊断确定是否为免疫相关肺炎。

e 在所有肺炎病例中，72% 的患者为 1~2 级。与甲状腺炎和肝炎等自限性免疫反应不同，大部分的免疫相关性肺炎需要激素或免疫抑制剂的治疗[14]。在大多数免疫治疗相关性肺炎的病例中，糖皮质激素仍然是目前主要的治疗手段，早期使用糖皮质激素干预是免疫相关毒性综合管理的关键目标。糖皮质激素应遵循缓慢减量的原则，需要 4 周以上（有时 6~8 周或更长）以预防 irAE 复发。对于≥ 4 周使用超过 20mg 泼尼松或等效剂量药物的患者，应考虑使用抗生素预防肺孢子菌肺炎。对于持续 6~8 周或更长时间使用超过 20mg 泼尼松或等效剂量药物的患者，可以考虑预防真菌感染。长期使用糖皮质激素时，还有发生骨质疏松的风险，应补充钙剂和维生素 D。使用糖皮质激素治疗时，还要注意使用质子泵抑制剂预防胃肠道反应。对于 3~4 级免疫相关性肺炎的患者，若在激素初始治疗 48 小时内症状无缓解，则需要考虑联合免疫抑制剂治疗，包括 TNF-α 抑制剂治疗（英夫利西单抗）或麦考酚酯或免疫球蛋白。在考虑使用 TNF-α 抑制剂治疗前，应行 T-spot 试验排除结核、还需检测乙肝、丙肝病毒，并在治疗期间和治疗后几个月监测 HBV/HCV。但是需要注意的是，免疫抑制剂治疗免疫相关性反应的证据主要来自于免疫相关性结肠炎，其在免疫相关性肺炎治疗中的作用还需进一步明确。例如，在近期一个回顾性研究中，在 65 例发生免疫相关性肺炎的患者中，12 例（18.5%）为激素不敏感型[24]。糖皮质激素治疗失败后，7 例接受了免疫球蛋白治疗（intravenous immunoglobulin，IVIG），2 例接受了英夫利西单抗治疗，3 例接受 IVIG 联合英夫利西单抗治疗。其中，接受英夫利西单抗治疗的 5 例患者均死于免疫相关性肺炎或感染并发症，而接受免疫球蛋白治疗的患者有 3 例（3/7，42.9%）死于免疫相关性肺炎或感染并发症。近期一项 2 期研究正在评估英夫利西单抗或免疫球蛋白治疗用于激素不敏感型免疫相关性肺炎的疗效（NCT04438382）。

f 免疫相关的肺结节病，即肉瘤样肉芽肿反应，包括胸膜下小结节、纵隔淋巴结肿大以及胸腔积液，也与 ICIs 治疗相关，临床表现多样且具有个体特异性，通常包括咳嗽、哮喘、乏力、胸痛或完全无症状[25-28]。影像学表现为纵隔淋巴结肿大、肺密度不均匀等改变，与疾病进展类似。通过超声支气管内镜、细针抽吸或经显微气管镜肺活检发现明确的上皮样非干酪性肉芽肿，有助于诊断[29]。此外，确诊肺结节病需要排除感染和其他相关诊断，部分结节病也可能只有肺外病变。一旦肺结节病诊断成立，需进行眼部检查和基线心电图分析，以除外其他器官受累。同时，须立即暂停 ICIs 治疗，特别是广泛期的结节病（分期≥ 2 期）、累及重要的肺外器官（眼、心肌、神经系统和肾脏）或结节病引起的高钙血症。如存在以下情况，需考虑对免疫相关性结节病进行治疗[30]：①进行性的影像学改变；②持续和 / 或加重的肺部症状；③肺功能恶化，包括肺总量下降≥ 10%，用力肺活量下降≥ 15%，一氧化碳弥散功能下降≥ 20%；④同时累及其他肺外器官；⑤结节病相关性高钙血症。目前有关免疫相关性肺结节病的研究相对较少，多见于个案报道，因此有必要进一步探索该病的处理策略。

参考文献

[1] WANG DY, SALEM JE, COHEN JV, et al. Fatal Toxic Effects Associated With Immune Checkpoint Inhibitors: A Systematic Review and Meta-analysis. JAMA Oncol, 2018, 4 (12): 1721-1728.

[2] NAIDOO J, PAGE DB, LI BT, et al. Toxicities of the anti-PD-1 and anti-PD-L1 immune checkpoint antibodies. Ann Oncol, 2015, 26 (12): 2375-2391.

[3] NISHINO M, GIOBBIE-HURDER A, HATABU H, et al. Incidence of Programmed Cell Death 1 Inhibitor-Related Pneumonitis in Patients With Advanced Cancer: A Systematic Review and Meta-analysis. JAMA Oncol, 2016, 2 (12): 1607-1616.

[4] KHUNGER M, RAKSHIT S, PASUPULETI V, et al. Incidence of Pneumonitis With Use of Programmed Death 1 and Programmed Death-Ligand 1 Inhibitors in Non-Small Cell Lung Cancer: A Systematic Review and Meta-Analysis of Trials. Chest, 2017, 152 (2): 271-281.

[5] NAIDOO J, WANG X, WOO KM, et al. Pneumonitis in Patients Treated With Anti-Programmed

Death-1/Programmed Death Ligand 1 Therapy. J Clin Oncol, 2017, 35 (7): 709-717.

[6] SEARS CR, PEIKERTT, POSSICK JD, et al. Knowledge Gaps and Research Priorities in Immune Checkpoint Inhibitor-related Pneumonitis. An Official American Thoracic Society Research Statement. Am J Respir Crit Care Med, 2019, 200 (6): e31-e43.

[7] BAXI S, YANG A, GENNARELLI RL, et al. Immune-related adverse events for anti-PD-1 and anti-PD-L1 drugs: systematic review and meta-analysis. BMJ, 2018, 360: k793.

[8] PILLAI RN, BEHERA M, OWONIKOKO TK, et al. Comparison of the toxicity profile of PD-1 versus PD-L1 inhibitors in non-small cell lung cancer: A systematic analysis of the literature. Cancer, 2018, 124 (2): 271-277.

[9] PEROL M. Multidisciplinary Approach of Immune Checkpoint Inhibitor-Related Pneumonitis: A Key to Address Knowledge and Management Gaps. J Thorac Oncol, 2020, 15 (8): 1261-1264.

[10] CHUZI S, TAVORA F, CRUZ M, et al. Clinical features, diagnostic challenges, and management strategies in checkpoint inhibitor-related pneumonitis. Cancer Manag Res, 2017, 9: 207-213.

[11] KHOJA L, DAY D, WEI-WU CHEN T, et al. Tumour-and class-specific patterns of immune-related adverse events of immune checkpoint inhibitors: a systematic review. Ann Oncol, 2017, 28 (10): 2377-2385.

[12] CHAN KK and BASS AR. Autoimmune complications of immunotherapy: pathophysiology and management. BMJ, 2020, 369: m736.

[13] NAIDOO, LONG G and HELLMANN M. Pneumonitis in Patients Treated With Anti-Programmed Death-1/Programmed Death Ligand 1 Therapy. J Clin Oncol, 2017, 35 (22): 2590-2590.

[14] SURESH K, VOONG KR, SHANKAR B, et al. Pneumonitis in Non-Small Cell Lung Cancer Patients Receiving Immune Checkpoint Immunotherapy: Incidence and Risk Factors. J Thorac Oncol, 2018, 13 (12): 1930-1939.

[15] NAIDOO J, COTTRELL TR and LIPSON EJ. Chronic immune checkpoint inhibitor pneumonitis. J Immunother Cancer, 2020, 8 (1): e000840.

[16] DELAUNAY M, CADRANEL J, LUSQUE A, et al. Immune-checkpoint inhibitors associated with interstitial lung disease in cancer patients. Eur Respir J, 2017, 50 (2): 1700050.

[17] AHN MJ YJ, YU H, ET AL. 136O: osimertinib combined with durvalumab in EGFR-mutant non-small cell lung cancer: results from the TATTON phase Ib trial. J Thorac Oncol, 2016, 11: S115.

[18] OSHIMA Y, TANIMOTO T, YUJI K, et al. EGFR-TKI-Associated Interstitial Pneumonitis in Nivolumab-Treated Patients With Non-Small Cell Lung Cancer. JAMA Oncol, 2018, 4 (8): 1112-1115.

[19] CHO J Y, KIM J, LEE J S, et al. Characteristics, incidence, and risk factors of immune checkpoint inhibitor-related pneumonitis in patients with non-small cell lung cancer. Lung Cancer, 2018, 125: 150-156.

[20] YAMAGUCHI T, SHIMIZU J, HASEGAWA T, et al. Pre-existing pulmonary fibrosis is a risk factor

for anti-PD-1-related pneumonitis in patients with non-small cell lung cancer: A retrospective analysis. Lung Cancer, 2018, 125: 212-217.

[21] CHU X, ZHAO J, ZHOU J, et al. Association of baseline peripheral-blood eosinophil count with immune checkpoint inhibitor-related pneumonitis and clinical outcomes in patients with non-small cell lung cancer receiving immune checkpoint inhibitors. Lung Cancer, 2020, 150: 76-82.

[22] NISHINO M, RAMAIYA N H, AWAD M M, et al. PD-1 Inhibitor-Related Pneumonitis in Advanced Cancer Patients: Radiographic Patterns and Clinical Course. Clinical Cancer Research, 2016, 22 (24): 6051-6060.

[23] HWANG W L, NIEMIERKO A, HWANG K L, et al. Clinical Outcomes in Patients With Metastatic Lung Cancer Treated With PD-1/PD-L1 Inhibitors and Thoracic Radiotherapy. JAMA Oncol, 2018, 4 (2): 253-255.

[24] BALAJI A, HSU M, LIN TC, et al. Steroid-refractory PD-(L) 1 pneumonitis: incidence, clinical features, treatment, and outcomes. J Immunother Cancer, 2021, 9 (1): e001731.

[25] KIM K W, RAMAIYA N H, KRAJEWSKI K M, et al. Ipilimumab associated hepatitis: imaging and clinicopathologic findings. Invest New Drugs, 2013, 31 (4): 1071-1077.

[26] TIRUMANI S H, RAMAIYA N H, KERALIYA A, et al. Radiographic Profiling of Immune-Related Adverse Events in Advanced Melanoma Patients Treated with Ipilimumab. Cancer Immunol Res, 2015, 3 (10): 1185-1192.

[27] AL-DLIW M, MEGRI M, SHAHOUB I, et al. Pembrolizumab reactivates pulmonary granulomatosis. Respir Med Case Rep, 2017, 22: 126-129.

[28] NOGUCHI S, KAWACHI H, YOSHIDA H, et al. Sarcoid-Like Granulomatosis Induced by Nivolumab Treatment in a Lung Cancer Patient. Case Rep Oncol, 2018, 11 (2): 562-566.

[29] LAINEZ S, TISSOT C, COTTIER M, et al. EBUS-TBNA Can Distinguish Sarcoid-Like Side Effect of Nivolumab Treatment from Tumor Progression in Non-Small Cell Lung Cancer. Respiration, 2017, 94 (6): 518-521.

[30] MENZER C, BEEDGEN B, ROM J, et al. Immunotherapy with ipilimumab plus nivolumab in a stage IV melanoma patient during pregnancy. Eur J Cancer, 2018, 104: 239-242.

骨关节与肌毒性[a]

炎性关节炎[b-d]

分级	描述	Ⅰ级推荐	Ⅱ级推荐	Ⅲ级推荐
G1	轻度疼痛伴炎症症状（通过运动或加温可改善），红斑，关节肿胀	继续 ICIs NSAIDs（如 4~6 周萘普生，0.5g，2 次 / 日） 如果 NSAIDs 无效，考虑使用小剂量泼尼松，10~20mg/d × 4 周[e] 如果症状没有改善，升级为 2 级管理治疗	根据受累关节的部位和数目，考虑关节内局部使用类固醇激素	
G2	中度疼痛伴炎症改变，红斑，关节肿胀；影响工具性使用的日常生活活动能力（ADL）	暂停 ICIs 使用泼尼松 0.5mg/（kg · d），或甲泼尼松 10~20mg/d（或等效剂量）4~6 周[e-f] 如果症状没有改善，升级为 3 级管理治疗 如果 4 周后症状没有改善，推荐请风湿科会诊[g]	根据受累关节的部位和数目，考虑关节内局部使用类固醇激素，检查早期骨损伤情况	
G3~4	重度伴有炎症表现的剧痛，皮肤红疹或关节肿胀；不可逆的关节损伤；残疾；自理 ADL 受限	暂停或永久停用 ICIs 使用泼尼松或甲泼尼松 1mg/（kg · d）×4~6 周[d] 如果 2 周内症状没有改善，请风湿科会诊[g] 考虑其他免疫抑制药物[f] （包括英夫利西单抗、托珠单抗[j]、甲氨蝶呤、柳氮磺胺嘧啶或来氟米特、IVIG 等）		

肌炎[i]

分级	描述	Ⅰ级推荐	Ⅱ级推荐	Ⅲ级推荐
G1	轻度无力，伴或不伴疼痛	继续 ICIs 全面评估患者肌力 监测肌酸激酶、醛缩酶等 如果肌酸激酶水平升高并伴有肌力减弱，可给予口服糖皮质激素治疗（按照 G2 处理） 有指征，排除相关禁忌证后，可给予对乙酰氨基酚或 NSAIDs 止痛治疗	监测肌钙蛋白、转氨酶（AST、ALT）和乳酸脱氢酶（LDH）、ESR、CRP 等，必要时行肌电图、磁共振、心脏超声等，怀疑重症肌无力可行肌活检。	
G2	中度无力，伴或不伴疼痛，影响年龄相当的使用工具性 ADL	暂停 ICIs 直至相关症状控制，肌酸激酶恢复至正常水平且泼尼松剂量 <10mg 若症状加重，按照 G3 处理排除相关禁忌证后，可给予 NSAIDs 止痛治疗 如果肌酸激酶 ≥ 3 倍正常值上限，按照 0.5~1mg/（kg·d）泼尼松（或等效剂量其他药物）给予治疗[d] 请风湿科或神经科会诊	对于出现 G2 症状或客观指标异常（如酶谱升高、肌电图异常、肌肉 MRI 或活检异常）的患者，可考虑永久停用 ICIs	

肌炎（续表）

分级	描述	Ⅰ级推荐	Ⅱ级推荐	Ⅲ级推荐
G3~4	重度无力，伴或不伴疼痛，影响自理性 ADL	暂停 ICIs 直至停用免疫治疗后恢复至 G1，若有心肌受损，需永久停用 ICIs 症状严重考虑收住入院 请风湿科或神经内科会诊[e] 使用 1mg/（kg·d）甲基泼尼松龙（或等效剂量其他药物）[g, h] 若出现严重症状，如严重无力致活动受限、心脏、呼吸、吞咽受累，需考虑 1~2mg/kg 甲泼尼松静推或大剂量弹丸式注射	考虑静脉免疫球蛋白治疗 考虑血浆置换 4~6 周后，症状未缓解 /CK 指标无改善或加重，考虑使用其他免疫制剂：甲氨蝶呤、硫唑嘌呤、麦考酚酯	

上述证据类别全部为 2A 类。

肌痛[k]

分级	描述	Ⅰ级推荐	Ⅱ级推荐	Ⅲ级推荐
G1	轻度僵硬、疼痛	继续 ICIs 有指征，排除相关禁忌证后，可给予对乙酰氨基酚或 NSAIDs 止痛治疗		
G2	中度僵硬、疼痛，影响年龄相当的使用工具性 ADL	暂停 ICIs 直至症状控制[d]，泼尼松用量小于 10mg；若症状加重，按照 G3 处理 泼尼松 20mg/d 或等效剂量，症状改善后逐步减量[d] 4 周后症状无改善，按照 G3 处理 请风湿科专家会诊		
G3-4	重度僵硬、疼痛，影响自理性 ADL	暂停 ICIs 直至停用免疫治疗后恢复至 G1 请风湿科专家会诊 泼尼松 20mg/d 或甲泼尼松 1~2mg/kg 或等效剂量，若症状无改善或需更大剂量糖皮质激素，需考虑其他免疫治疗（甲氨蝶呤、托珠单抗[j]） 对症止痛	考虑静脉免疫球蛋白治疗 考虑血浆置换	

上述证据类别全部为 2A 类。

【注释】

a 关节痛和肌痛在使用ICIs过程中比较多见，临床研究报道发病率可高达40%[1,2]，对患者的生活质量影响较大。最多见的是骨关节/肌肉类风湿样改变，如关节炎、肌炎、肌痛等。PD-1/PD-L1单抗、CTLA-4单抗均可出现此类副反应，更多见于PD-1/PD-L1单抗及联合免疫治疗，大小关节均可累及，在开始ICIs治疗的任何时间段都可发生。

b 目前在各类分级中，肌肉骨骼症状（如关节炎和肌炎引起的）很难描述。肿瘤患者诊断为类风湿性/肌肉骨骼毒性非常具有挑战性，原因在于大部分肿瘤患者本身都存在肌肉骨骼相关的症状和主诉[3,4]。临床上合适的评估标准会导致毒性表现被误读，因此不能反映真实的流行病学数据。

c 类风湿性/骨骼肌毒性的临床表现主要包括：关节疼痛、肿胀；晨起活动不灵/晨僵持续约30~60分钟；NSAIDs或糖皮质激素可改善相关症状。近期有文献报道了炎症性关节炎的诊断流程[3]。

d 类风湿性关节炎是一种病因未明的慢性、以炎性滑膜炎为主的系统性疾病，其特征是手、足小关节的多关节、对称性、侵袭性关节炎症，经常伴有关节外器官受累及血清类风湿因子阳性，可以导致关节畸形及功能丧失。

e 用药至症状改善至≤1级后，逐渐减量4~6周。

f 若3个月后糖皮质激素剂量不能减少到10mg/d，则考虑使用缓解疾病的抗风湿性药物（DMARD）。

g 建议所有中度症状以上的炎症性关节炎患者转风湿科治疗。如果患者症状持续时间>6周或每

日泼尼松剂量 >20mg（或等效其他药物），且无法在 4 周内减量至 <10mg/d，也建议转风湿科或神经科就诊[3]。

h 在接受 ICIs 治疗的患者中，关节痛发生率约 15%，但炎症性关节炎的发生率，特别是中度以下关节炎的发生率未见系统性的报道[4]。处理关节炎常常需要使用中等剂量的糖皮质激素，或合并使用免疫调节剂、延缓疾病进程的抗风湿药物，如 TNF-α 抑制剂（在使用之前应评估有无潜在性 / 活动性 TB）、甲氨蝶呤（初始剂量为 15mg/ 周，同时每天补充叶酸，滴定至最大剂量 25mg/ 周）或来氟米特等。在使用这些药物之前，建议检查 HBV、HCV 等。停用 ICIs 后炎症性关节炎可持续 2 年以上，此时需要使用免疫调节药物。

i ICIs 引起的肌炎较为少见，但严重情况下会危及生命。PD-1/PD-L1 单抗较 CTLA-4 更为多见[2]。患者可表现为无力，自近端肢体开始，站立、上臂抬举、活动受限，严重时可有肌痛。肌炎可有爆发性坏死情况，包括横纹肌溶解累及心肌而危及生命，需紧急救治[5]。

j IL-6 抑制剂托珠单抗可引起极为罕见的肠穿孔，因此对于结肠炎或消化道转移的患者需慎用或禁用。

k 肌痛可表现为近端肢体或远端肢体疼痛，伴随严重乏力[6]。患者可表现为关节痛而无典型的滑膜炎改变，或 B 超或 MRI 仅表现为少量肩关节渗出[6]。

参考文献

[1] SUAREZ-ALMAZOR ME, KIM ST, ABDEL-WAHAB N, et al. Review: Immune-Related Adverse Events With Use of Checkpoint Inhibitors for Immunotherapy of Cancer. Arthritis Rheumatol. 2017, 69 (4): 687-699.

[2] CAPPELLI LC, GUTIERREZ AK, BINGHAM CO 3rd, et al. Rheumatic and Musculoskeletal Immune-Related Adverse Events Due to Immune Checkpoint Inhibitors: A Systematic Review of the Literature. Arthritis Care Res (Hoboken). 2017, 69 (11): 1751-1763.

[3] NAIDOO J, CAPPELLI LC, FORDE PM, et al. Inflammatory Arthritis: A Newly Recognized Adverse Event of Immune Checkpoint Blockade. Oncologist, 2017, 22 (6): 627-630.

[4] WOODWORTH T, FURST DE, ALTEN R, et al. Standardizing assessment and reporting of adverse effects in rheumatology clinical trials II: the Rheumatology Common Toxicity Criteria v. 2. 0. J Rheumatol. 2007, 34 (6): 1401-1414.

[5] JOHNSON DB, BALKO JM, COMPTON ML, et al. Fulminant Myocarditis with Combination Immune Checkpoint Blockade. N Engl J Med, 201, 375 (18): 1749-1755.

[6] BELKHIR R, BUREL SL, DUNOGEANT L, et al. Rheumatoid arthritis and polymyalgia rheumatica occurring after immune checkpoint inhibitor treatment. Ann Rheum Dis, 2017, 76 (10): 1747-1750.

输注反应[a-c]

分级	描述	Ⅰ级推荐	Ⅱ级推荐	Ⅲ级推荐
G1	轻度一过性反应	不必中断输液，或下调输液速度50%	暂停输液，直至问题解决 自行选用NSAIDs、抗组胺药物、糖皮质激素等 后续治疗考虑增加预处理步骤	
G2	较重的反应	中断输液至回复到G0~1 对症处理（如抗组胺药、NSAIDs） 重启输注前24小时内预处理 输注时减慢滴速50%	必要时应用糖皮质激素	
G3	延迟性（如不必快速对症进行处置，或暂时停止输液） 初始处理后症状再发 住院治疗处理后遗症	永久停用ICIs 对症处理 请过敏相关专科会诊		
G4	威胁生命的后果	永久停用ICIs 紧急处理		

上述证据类别全部为2A类。

【注释】

a ICIs 输注反应可能表现出一些固定的症状，如发热、僵硬、瘙痒、低血压、呼吸困难、胸部不适、皮疹、荨麻疹、血管性水肿、喘息或心动过速，也包括需要紧急处理的过敏性反应。在接受 Avelumab 治疗的患者中，98.6% 的输注反应发生于前 4 次输注时，其中 3 级以上不良反应发生率为 2.7%，因此，前 4 次治疗前推荐给予对乙酰氨基酚和抗组胺药物预处理；而接受其他 ICIs 治疗时，输注反应的发生率低于 10%[1, 2]。Ipilimumab 似乎具有较好的耐受性。在接受苯海拉明和 / 或糖皮质类激素预处理的患者中[3]，输注时间超过 30 分钟（标准时间为 90 分钟），ipilimumab 引起的输注反应发生率 <6%，严重的、危及生命的输注反应仅发生于 2% 的患者。

b 免疫联合治疗可能增加输注反应的复杂性。在 KEYNOTE-407 研究中，帕博利珠单抗（Pembrolizumab）联合化疗组和化疗组 3~4 级输注反应的发生率分别为 2.4% 和 0.6%[4]。

c 对轻微或中度的输注反应需要对症治疗、减慢输液速度或暂停输液。对严重的、危及生命的输注反应推荐参考各种输注反应指南迅速处理。对 3 或 4 级输注反应患者建议永久停药，对再次发生输注反应者也需要考虑永久停药。

参考文献

[1] PUZANOV I, DIAB A, ABDALLAH K, et al. Managing toxicities associated with immune checkpoint

inhibitors: consensus recommendations from the Society for Immunotherapy of Cancer (SITC) Toxicity Management Working Group. J Immunother Cancer, 2017, 5 (1): 95.

[2] WEBER JS, KUDCHADKAR RR, YU B, et al. Safety, efficacy, and biomarkers of nivolumab with vaccine in ipilimumab-refractory or-naive melanoma. J Clin Oncol, 2013, 31 (34): 4311-4318.

[3] BUROTTO M, GORMAZ JG, SAMTANI S, et al. Viable Pregnancy in a patient with metastatic melanoma treated with double checkpoint immunotherapy. Semin Oncol, 2018, 45 (3): 164-169.

[4] PAZ-ARES L, LUFT A, VICENTE D, TAFRESHI A, et al. Pembrolizumab plus chemotherapy for squamous non-small-cell lung cancer. N Engl J Med, 2018, 379 (21): 2040-2051.

少见毒性管理

神经毒性[a]

重症肌无力（MG）[b]

分级	描述	Ⅰ级推荐	Ⅱ级推荐	Ⅲ级推荐
G1[c]	无			
G2	MG 严重程度评分 1~2 级，症状影响日常生活活动	暂停 ICIs 吡斯的明，30mg/ 次，3 次 / 日，可逐渐将剂量增加到 120mg/ 次，4 次 / 日 可以给予泼尼松，1~1.5mg/（kg·d），口服，但剂量不超过 100mg/d[d]。		

重症肌无力（MG）（续表）

分级	描述	Ⅰ级推荐	Ⅱ级推荐	Ⅲ级推荐
G3~G4	MG严重程度评分3~4级，生活不能自理，日常生活需要帮助并可能危及生命	永久停止ICIs 住院治疗可能需要ICU水平的监护，并请神经科会诊 甲基泼尼松龙起始量为1~2mg/（kg·d），根据病情调整剂量 避免使用可能加重肌无力的药物[e]	免疫球蛋白0.4g/（kg·d）或者血浆置换，连续5天 如果血浆置换或静脉输注免疫球蛋白无效考虑加用利妥昔单抗（375mg/m^2 qw.×4天或500mg/m^2 q2w.×2天） 注意肺功能、神经系统症状	

上述证据类别全部为2A类。

格林-巴利综合征[f]

分级	描述	Ⅰ级推荐	Ⅱ级推荐	Ⅲ级推荐
G1[f]	无			
G2	中度，影响工具性 ADL	永久停止 ICIs 住院治疗，ICU 级别监护，密切监测神经系统症状和呼吸功能 请神经内科会诊 甲基泼尼松龙起始量为 1~2mg/（kg·d），根据病情调整剂量 免疫球蛋白 0.4g/（kg·d），或者血浆置换，连续 5 天 对疼痛患者，给予非阿片类药物治疗疼痛	甲基泼尼松龙，1g/d，连续 5 天，在随后 4 周内逐渐减量，与免疫球蛋白或血浆置换联合应用	
G3	重度，自我护理能力受限，需要帮助			
G4	危及生命，需要紧急治疗			

上述证据类别全部为 2A 类。

无菌性脑膜炎[h]

分级	描述	Ⅰ级推荐	Ⅱ级推荐	Ⅲ级推荐
G1	轻度，无脑神经症状，不影响患者工具性 ADL	暂停 ICIs 可密切观察而不使用类固醇	考虑静脉输注阿昔洛韦直至获得病原体聚合酶链反应（PCR）结果报告	
G2	中度，影响患者工具性 ADL	暂停 ICIs 泼尼松 0.5~1mg/（kg·d）或甲基泼尼松龙 1~2mg/（kg·d），根据病情调整剂量 神经内科会诊		
G3	重度，生活不能自理，日常生活需要帮助	永久停止 ICIs 泼尼松 0.5~1mg/（kg·d）或甲基泼尼松龙 1~2mg/（kg·d），根据病情调整剂量 神经内科会诊		
G4	危及生命，需要紧急治疗			

上述证据类别全部为 2A 类。

脑炎[i]

分级	描述	Ⅰ级推荐	Ⅱ级推荐	Ⅲ级推荐
G1	轻度，无脑神经症状，不影响患者工具性 ADL	暂停 ICIs 甲基泼尼松龙，1~2mg/（kg·d），根据病情调整剂量	考虑静脉输注阿昔洛韦直至获得病原体聚合酶链反应（PCR）结果报告	
G2	中度，影响患者工具性 ADL			
G3	重度，生活不能自理，日常生活需要帮助	永久停止 ICIs 神经内科会诊 甲基泼尼松龙，1~2mg/（kg·d），根据病情调整剂量 如果症状严重或者出现寡克隆带，给予甲基泼尼松龙，1g/日，连续 3~5 天，同时给予免疫球蛋白，0.4g/（kg·d）或者血浆置换，连续 5 天 如果病情进展或出现自身免疫性脑病，给予利妥西单抗		
G4	危及生命，需要紧急治疗			

上述证据类别全部为 2A 类。

横断性脊髓炎[j]

分级	描述	Ⅰ级推荐	Ⅱ级推荐	Ⅲ级推荐
G1	轻度，无脑神经症状，不影响患者工具性 ADL	永久停止 ICIs 请神内科会诊 给予高剂量甲基泼尼松龙，1g/d，连续 3~5 天，根据病情调整剂量	免疫球蛋白，0.4g/(kg·d)，连续 5 天，或者血浆置换	
G2	中度，影响患者工具性 ADL			
G3	重度，生活不能自理，日常生活需要帮助			
G4	危及生命，需要紧急治疗			

上述证据类别全部为 2A 类。

【注释】

a 免疫相关性神经系统毒性并不常见，接受抗 CTLA-4 抑制剂治疗的患者发生率为 3.8%，接受 PD-1 抑制剂治疗的患者为 6.1%，接受二者联合治疗的患者为 12%。大多数免疫相关性神经系统毒性为 1~2 级非特异性症状，3~4 级及以上免疫相关性神经系统毒性发生率低于 1%，中位发生时间 6 周[1, 2]。诊断免疫相关性神经系统毒性需要排除其他病因导致的中枢和周围神经系统症状，如肿瘤进展、中枢神经系统转移、感染、糖尿病神经病变或维生素 B_{12} 缺乏等，因此需要详细询问病史、全面神经系统检测，脑磁共振、脑脊液检查，如有必要可行活检明确诊断。患者发生免疫相关性神经系统毒性时，建议尽早请神经内科会诊，必要时转科治疗。

b 诊断重症肌无力，建议行全面的神经系统检查，包括：乙酰胆碱受体抗体及抗肌肉特异性激酶抗体、ESR、CRP、肌酸激酶、醛缩酶、肌钙蛋白检测，肺功能评估，肌电图重复神经电刺激和神经传导检查，脑和 / 或脊髓 MRI 检查[3, 4]。

c 免疫相关性重症肌无力分级从 2 级开始，没有 1 级。

d 既往关于重症肌无力处理的相关文献中提到 40%~50% 患者使用激素特别是大剂量激素可能诱发肌无力危象。

e 可能导致重症肌无力恶化的药物包括 β 受体阻滞剂、含镁离子药物、喹诺酮类、氨基糖苷类及大环内酯类抗生素等。

f 诊断格林 - 巴利综合征，建议行脑脊液检查、脊髓 MRI 检查、神经电生理检查、肺功能检查、格林 - 巴利分型抗体检查（如 CQ1b）等[5]。

g 免疫相关性格林 - 巴利综合征分级从 2 级开始，没有 1 级。

h 诊断无菌性脑膜炎，建议行脑脊液常规、细菌培养、病毒 PCR 检查（排除细菌、病毒性脑炎）等，以及脑 MRI、血皮质醇、ACTH 等检查（排除脑转移、垂体 肾上腺功能异常）[6]。

i 诊断自身免疫性脑炎，建议行脑脊液常规、细胞学、革兰氏染色、细菌培养、单纯疱疹病毒及其他病毒 PCR 检测、寡克隆带检查，脑 MRI 检查，血常规、ESR、CRP、甲状腺功能、甲状腺球蛋白、抗中性粒细胞胞浆抗体、病毒血清学等检查（排除细菌、病毒性脑炎及无菌性脑膜炎）[7]。

j 诊断横断性脊髓炎，建议行头颅和脊髓 MRI 检查，脑脊液常规、细胞学、病毒 PCR 检测、寡克隆带、神经抗原检测，血液维生素 B_{12}、HIV、TSH、抗 RO/La 抗体、抗水通道蛋白 -4 IgG 等检查[8]。

参考文献

[1] CUZZUBBO S, JAVERI F, TISSIER M, et al. Neurological adverse events associated with immune checkpoint inhibitors: Review of the literature. Eur J Cancer, 2017, 73: 1-8.

[2] SPAIN L, WALLS G, JULVE M, et al. Neurotoxicity from immune-checkpoint inhibition in the treatment of melanoma: a single centre experience and review of the literature. Ann Oncol, 2017, 28 (2): 377-385.

[3] SHIRAI T, SANO T, KAMIJO F, et al. Acetylcholine receptor binding antibody-associated myasthenia gravis and rhabdomyolysis induced by nivolumab in a patient with melanoma. Jpn J Clin Oncol, 2016, 46 (1): 86-88.

[4] JOHNSON DB, SARANGA-PERRY V, LAVIN PJ, et al. Myasthenia gravis induced by ipilimumab in patients with metastatic melanoma. J Clin Oncol, 2015, 33 (33): e122-124.

[5] WILGENHOF S, NEYNS B. Anti-CTLA-4 antibody-induced Guillain-Barre syndrome in a melanoma

patient. Ann Oncol, 2011, 22 (4): 991-993.

[6] STEIN MK, SUMMERS BB, WONG CA, et al. Meningoencephalitis Following Ipilimumab Administration in Metastatic Melanoma. Am J Med Sci, 2015, 350 (6): 512-513.

[7] WILLIAMS TJ, BENAVIDES DR, PATRICE KA, et al. Association of autoimmune encephalitis with combined immune checkpoint inhibitor treatment for metastatic cancer. JAMA Neurol, 2016, 73 (8): 928-933.

[8] O'KANE GM, LYONS TG, COLLERAN GC, et al. Late-onset paraplegia after complete response to two cycles of ipilimumab for metastatic melanoma. Oncol Res Treat, 2014, 37 (12): 757-760.

血液毒性[a]

自身免疫性溶血性贫血[b]

分级	描述	Ⅰ级推荐	Ⅱ级推荐	Ⅲ级推荐
G1	Hb 正常下限～100g/L	继续 ICIs，同时密切随访		
G2	Hb100~80g/L	暂停或者永久停用 ICIs 使用 0.5~1mg/（kg·d）泼尼松		
G3	Hb <80g/L；考虑输血	永久停用 ICIs 泼尼松，1~2mg/（kg·d）	输注红细胞纠正贫血，使非心脏病患者 Hb 达到 70~80g/L 根据患者情况确定是否请血液科会诊	叶酸，1mg/d
G4	危及生命，需要紧急治疗	永久停用 ICIs 请血液科会诊 泼尼松，1~2mg/（kg·d），如果无效或恶化，给予免疫抑制剂，如利妥西单抗、免疫球蛋白、环孢素和吗替麦考酚酯等	可根据指南输注红细胞纠正贫血	

上述证据类别全部为 2A 类。

再生障碍性贫血[c]

分级	描述	Ⅰ级推荐	Ⅱ级推荐	Ⅲ级推荐
G1	中性粒细胞 >0.5×10^9/L，骨髓增生程度 < 正常 25%，外周血小板计数 > 20×10^9/L，网织红细胞计数 >20×10^9/L	暂停 ICIs，密切随访 造血生长因子治疗 根据指南进行输血[d]		
G2	骨髓增生程度 < 正常 25%，中性粒细胞 <0.5×10^9/L，外周血小板计数 <20×10^9/L，网织红细胞计数 <20×10^9/L	暂停 ICIs，每天密切随访， 造血生长因子治疗 ATG+ 环孢素 输血支持治疗	HLA 分型和骨髓移植评估	
G3~G4	骨髓增生程度 < 正常 25%，中性粒细胞 <0.2×10^9/L，外周血小板计数 <20×10^9/L，网织红细胞计数 <20×10^9/L	暂停 ICIs，每天密切随访 血液科会诊 造血生长因子治疗 ATG+ 环孢素 环磷酰胺治疗 输血	对难治性患者给予艾曲波帕和支持治疗	

上述证据类别全部为 2A 类。

免疫性血小板减少症[e]

分级	描述	Ⅰ级推荐	Ⅱ级推荐	Ⅲ级推荐
G1	血小板计数正常下限 ~ 75 × 10^9/L	继续 ICIs，并密切临床随访和实验室检查		
G2	血小板计数 75 × 10^9/L~ 50 × 10^9/L	暂停 ICIs，密切随访及治疗，如果恢复到 1 级可继续治疗 给予泼尼松，0.5~2mg/（kg · d），口服，持续 2~4 周，然后在 4~6 周内逐渐减量	如果需要快速升高血小板，免疫球蛋白可以和糖皮质激素一起应用	
G3	血小板计数 50 × 10^9/L~ 25 × 10^9/L	暂停 ICIs，密切随访及治疗，如果恢复到 1 级可继续治疗 血液科会诊	血小板生成素受体激动剂、利妥昔单抗	
G4	血小板计数 < 25 × 10^9/L	泼尼松，1~2mg/（kg · d），口服，如果无缓解或者恶化，继续使用泼尼松，并联合静脉输注免疫球蛋白，1g/kg，并根据需要重复使用		

上述证据类别全部为 2A 类。

获得性血友病[f]

分级	描述	Ⅰ级推荐	Ⅱ级推荐	Ⅲ级推荐
G1	凝血因子活性 5%~40% 及 0.05~0.4IU/ml	暂停使用 ICIs，严密评估风险和获益后决定能否重新使用 给予 0.5~1mg/（kg·d）泼尼松 输血支持治疗 如有出血，请血液科会诊		
G2	凝血因子活性 1%~5% 及 0.01~0.05IU/ml	暂停使用 ICIs，严密评估风险和获益后决定能否重新使用 血液科会诊 根据 Bethesda 法检测抑制物的表达水平选择凝血因子替代治疗 给予 1mg/（kg·d）泼尼松 ± 利妥昔单抗 ± 1~2mg/（kg·d） 环磷酰胺 输血支持治疗		

获得性血友病（续表）

分级	描述	Ⅰ级推荐	Ⅱ级推荐	Ⅲ级推荐
G3~G4	凝血因子活性 <1% 及 <0.01IU/ml	永久停止使用 ICIs 血液科会诊 根据 Bethesda 法检测抑制物的表达水平选择凝血因子替代治疗 给予 1mg/（kg·d）泼尼松 ± 利妥昔单抗 ± 1~2mg/（kg·d） 环磷酰胺 输血 如果继续恶化，给予环孢素或免疫抑制剂治疗		

上述证据类别全部为 2A 类。

【注释】

a 免疫相关的血液系统毒性并不多见。CheckMate 078 研究显示，在纳武利尤单抗（Nivolumab）相关血液系统毒性中贫血发生率大约 4%，白细胞减少发生率约 3%，中性粒细胞减少大约 2%，而 3~4 级的毒性均小于 1%[1]。SHR-1210（camrelizumab）的 Ⅰ 期临床研究显示，贫血发生率为 11%，其中 3~4 级 2%；白细胞减少症为 12%，血小板减少症为 1%，无 3~4 级 irAEs[2]。由于肿瘤及其并发症、其他抗肿瘤治疗均可导致血细胞减少，因此在诊断免疫相关的血液系统毒性时应排除这些因素。目前，针对免疫相关的血液系统毒性的最佳治疗方案仍不明确，因此建议及时请血液科会诊，协助诊治。

b 诊断自身免疫性溶血性贫血，建议行血常规、网织红细胞计数、大小便常规、外周血涂片、LDH、直接和间接胆红素、叶酸、维生素 B_{12}、铁蛋白、血清铁、珠蛋白、骨髓象、Coombs 直接间接试验，阵发性夜间血红蛋白尿筛查，并排除药物、昆虫、蛇咬伤、细菌、病毒感染等导致的溶血性贫血[2, 3]。

c 免疫治疗导致的再生障碍性贫血已经有报道，包括致死性病例[4]。诊断再生障碍性贫血，建议行血常规、网织红细胞、骨髓象、维生素 B_{12}、叶酸、铁蛋白、血清铁、肝肾功能、病毒等检查，并排除药物、辐射、毒素、病毒感染等导致的再生障碍性贫血[5]。

d 在治疗再生障碍性贫血的过程中，所有的血液制品应接受照射和过滤。

e 免疫治疗导致的血小板降低已经有报道，包括致死性病例[6]。部分患者可能在停止免疫治疗后才出现，表现出延迟性特征[7]。诊断免疫性血小板减少症，建议检测血常规、骨髓象、自身抗体、血小板抗体、病毒或细菌检测等，同时需排除肿瘤、药物、其他自身免疫性疾病、病毒感染引起的血小板减少症、再生障碍性贫血等疾病。

f 诊断获得性血友病，建议检测血常规、纤维蛋白原、PT、APTT、APTT 纠正实验、凝血因子定量、Bethesda 凝血因子抑制物测定，并采用 MRI、CT 或超声对出血进行定位、定量和连续监测。

参考文献

[1] WU Y, LU S, CHENG Y, et al. Nivolumab versus docetaxel in a predominantly chinese patient population with previously treated advanced NSCLC: CheckMate 078 randomized phase Ⅲ clinical trial. J Thorac Oncol, 2019, 14 (5): 867-875.

[2] FANG W, YANG Y, MA Y, et al. Camrelizumab (SHR-1210) alone or in combination with gemcitabine plus cisplatin for nasopharyngeal carcinoma: results from two single-arm, phase 1 trials. Lancet Oncol, 2018, 19 (10): 1338-1350.

[3] PALLA AR, KENNEDY D, MOSHARRAF H, et al. Autoimmune hemolytic anemia as a complication of nivolumab therapy. Case Rep Oncol, 2016, 9 (3): 691-697.

[4] NAIR R, GHEITH S, NAIR SG. Immunotherapy-associated hemolytic anemia with pure red-cell aplasia. N Engl J Med, 2016, 374 (11): 1096-1097.

[5] MEYERS DE, HILL WF, SUO A, JIMENEZ-ZEPEDA V, CHENG T, NIXON NA. Aplastic anemia secondary to nivolumab and ipilimumab in a patient with metastatic melanoma: a case report. Exp Hematol Oncol, 2018, 7: 6.

[6] LIU X, LIANG X, LIANG J, LI Y, WANG J. Immune Thrombocytopenia Induced by Immune Checkpoint Inhibitors in Solid Cancer: Case Report and Literature Review. Front Oncol, 2020, 10: 530478.

[7] FU S, WANG T, XU F. Delayed immune thrombocytopenia after discontinuation of nivolumab therapy: A case report and literature review. J Oncol Pharm Pract, 2021, 1078155220981155.

肾脏毒性[a]

分级	描述	Ⅰ级推荐	Ⅱ级推荐	Ⅲ级推荐
G1	无症状或轻度症状 仅有临床观察或诊断所见 肌酐水平增长 >0.3mg/dl[a] 肌酐 1.5~2 倍 ULN	考虑暂停 ICIs，寻找可能的原因 每 3~7 天复查肌酐和尿蛋白 检查并停用肾毒性相关药物（PPI 或 NSAIDs） 不需要干预		
G2	中度症状 影响工具性 ADL 肌酐 2~3 倍 ULN	暂停 ICIs 每 3~7 天复查肌酐和尿蛋白 请肾内科会诊[c]，考虑肾活检 排除导致肾衰的其他原因所致肾衰，给予 0.5~1mg/（kg · d）泼尼松[d]且最大剂量 <60~80mg/d，如果降至 G1，推荐应用 ICIs		

肾脏毒性（续表）

分级	描述	Ⅰ级推荐	Ⅱ级推荐	Ⅲ级推荐
G3	重症或临床症状明显，不会立即危及生命、致残影响个人 ADL 肌酐 >3 倍 ULN 或 >4.0mg/dl	永久停用 ICIs 需要住院治疗或延长住院时间 每 24 小时监测肌酐和尿蛋白 请肾内科会诊[c]，考虑肾活检 泼尼松 / 甲基泼尼松龙，1~2mg/（kg·d）[d] 若使用激素 1 周后仍 >G2，可考虑加用：硫唑嘌呤 / 环磷酰胺 / 环孢霉素 / 英夫利西单抗 / 霉酚酸酯	对于短时间恢复至 G0~1 者，可选择性恢复 ICIs 使用	
G4	危及生命	永久停用 ICIs 需要紧急干预 每 24 小时监测肌酐和尿蛋白 请肾内科会诊[c]，考虑肾活检 泼尼松 / 甲基泼尼松龙 1~2mg/（kg·d）[d] 若使用激素 1 周后，仍 >G2，可考虑加用：硫唑嘌呤 / 环磷酰胺 / 环孢霉素 / 英夫利西单抗 / 霉酚酸酯	建议透析	

上述证据类别全部为 2A 类。

【注释】

a 在所有接受 ICIs 治疗的患者中，急性肾损伤的发病率约为 17%（血清肌酐增加 >1.5 倍 ULN）[1]，但与 ICIs 治疗直接相关的急性肾损伤的发病率约 2.2%（单药治疗）~5.0%（联合伊匹单抗 / 纳武单抗）[1-4]。同样，ipilimumab 和纳武利尤单抗（nivolumab）的序贯疗法也使肾脏毒性的发生率增加到 5.1%，其中 2.2% 出现 3~4 级肾炎[5]。另外，帕博利珠单抗（pembrolizumab）联合化疗可能也会引起肾脏毒性的发生率增加（5.2% vs 0.5%）。ICIs 引起的肾损伤一般在开始 PD-1 抑制剂治疗后的 3~10 个月出现，CTLA-4 抑制剂相关的肾损伤出现时间更早，一般发生在 ICIs 治疗后的 2~3 个月。值得关注的是，ICIs 治疗相关急性肾损伤患者中，40%~87% 的患者曾今患有或伴随肾外免疫相关不良反应，如皮疹、甲状腺炎、结肠炎等[1，3，7]。

b 在每次使用 ICIs 之前，都应该检测血清电解质和血尿素氮，并且通过停用肾脏毒性药物、排除感染和尿路梗阻以及纠正低血容量来达到早期控制肾功能不全的目的。当发生严重的肾功能不全时应停用 ICIs 并考虑给予系统性糖皮质激素治疗。发生严重肾功能不全时应咨询肾内科。当鉴别诊断困难时，肾活检也可辅助诊断。

c 当患者肌酐持续升高（2~3 级）、肌酐升高≥ 3 倍 ULN、或有任何肾衰相关的代谢表现时，均应转至肾脏病专科治疗。

d 用药至症状改善至≤ 1 级后，糖皮质激素应在 4~6 周内逐渐减量，持续约 8~12 周，取决于患者对免疫抑制的反应和 / 或随着类固醇逐渐减少而降低复发。ICIs 半衰期长（帕博利珠单抗半衰期达 27.3 天）以及在停药后可能会持续数月的独特免疫反应，因此可能需要延长免疫抑制治疗的时间[8]。

参考文献

[1] SEETHAPATHY H, ZHAO S, CHUTE DF, et al. The Incidence, Causes, and Risk Factors of Acute Kidney Injury in Patients Receiving Immune Checkpoint Inhibitors. Clin J Am Soc Nephrol, 2019; 14 (12): 1692-1700.

[2] CORTAZAR FB, MARRONE KA, TROXELL ML, et al. Clinicopathological features of acute kidney injury associated with immune checkpoint inhibitors. Kidney Int, 2016, 90 (3): 638-647.

[3] CORTAZAR FB, KIBBELAAR ZA, GLEZERMAN IG, et al. Clinical Features and Outcomes of Immune Checkpoint Inhibitor-Associated AKI: A Multicenter Study. J Am Soc Nephrol, 2020, 31 (2): 435-446.

[4] MANOHAR S, KOMPOTIATIS P, THONGPRAYOON C, CHEUNGPASITPORN W, HERRMANN J, HERRMANN SM. Programmed cell death protein 1 inhibitor treatment is associated with acute kidney injury and hypocalcemia: meta-analysis. Nephrol Dial Transplant, 2019, 34 (1): 108-117.

[5] MURAKAMI N, MOTWANI S, RIELLA LV. Renal complications of immune checkpoint blockade. Curr Probl Cancer, 2017, 41 (2): 100-110.

[6] WANCHOO R, KARAM S, UPPAL NN, et al. Adverse Renal Effects of Immune Checkpoint Inhibitors: A Narrative Review. Am J Nephrol, 2017, 45 (2): 160-169.

［7］MANOHAR S, ALBRIGHT RC, JR. Interstitial nephritis in immune checkpoint inhibitor therapy. Kidney Int, 2019, 96 (1): 252.

［8］PERAZELLA MA, SHIRALI AC. Immune checkpoint inhibitor nephrotoxicity: what do we know and what should we do？Kidney Int, 2020, 97 (1): 62-74.

心脏毒性[a, b, c]

分级	描述	Ⅰ级推荐	Ⅱ级推荐	Ⅲ级推荐
G1（亚临床心肌损伤）	仅有心脏损伤生物标志物[d]升高，无心血管症状、心电图（ECG）、超声心动图（UCG）改变。若心脏损伤生物标志物轻度异常且保持稳定，可继续ICIs治疗；若进行性升高，应暂缓ICIs治疗，必要时给予糖皮质激素治疗	主动监测策略[e] 心血管科会诊 完善心脏损伤生物标志物、利钠肽（BNP或NT-proBNP）、D-二聚体、炎性标志物（红细胞沉降率、C反应蛋白、白细胞计数）、病毒滴度、ECG[f]、UCG[g]等，有条件行心脏磁共振（CMR）检查h	若无症状性心肌炎[i]诊断成立，立即给予甲基泼尼松龙治疗［初始剂量1~4mg/（kg·d）］，持续3~5d，后逐渐减量，心脏损伤生物标志物恢复基线水平后继续激素治疗2~4周 心脏损伤生物标志物恢复基线水平后可继续ICIs治疗，但需要加强监测	

心脏毒性（续表）

分级	描述	Ⅰ级推荐	Ⅱ级推荐	Ⅲ级推荐
G2	轻微心血管症状，伴心脏损伤生物标志物和/或ECG异常。停用ICIs治疗，给予糖皮质激素治疗	立即停用ICIs 卧床休息 心血管科会诊 心电监护 完善心脏损伤生物标志物、利钠肽、ECG、UCG检查，有条件行CMR检查，必要时行心内膜、心肌活检[j] 立即给予甲基泼尼松龙［初始剂量1~4mg/（kg·d）］，连续3~5天，后逐渐减量，恢复基线水平后继续激素治疗2~4周	若糖皮质激素治疗不敏感，酌情加予其他免疫抑制剂 恢复基线水平后慎重再次使用ICIs	

心脏毒性（续表）

分级	描述	Ⅰ级推荐	Ⅱ级推荐	Ⅲ级推荐
G3~G4	明显的心血管症状或危及生命。需要住院紧急处理，立即给予冲击剂量糖皮质激素治疗[k]	永久停用ICIs 卧床休息 多学科团队（心血管科、危重症医学科等）会诊 ICU级别监护 完善心脏损伤生物标志物、利钠肽、ECG、UCG、CMR检查，必要时行心内膜、心肌活检 立即给予甲基泼尼松龙冲击治疗，500~1 000mg/d，持续3~5天，后逐渐减量，待心功能恢复基线水平后，继续激素治疗4周左右 心律失常患者必要时安装起搏器 危重症患者及时给予循环、呼吸支持	激素治疗24小时无改善，加予其他免疫抑制剂 ± 血浆置换等措施 ± 生命支持	

上述证据类别全部为2A类。

【注释】

a ICIs 相关心血管不良反应少见，但有潜在死亡风险，约占所有 irAEs 的 6.3%，但死亡率高达 35%，常见心血管不良反应包括冠状动脉疾病、心力衰竭、心肌炎、房颤和心包疾病[1]，其中心肌炎的死亡率高达 39.7%~50%[1-4]，位居所有 irAEs 的第一位。

b 美国 8 个中心的调查研究显示心肌炎的发生率为 1.14%[5]，中国 12 家三甲医院的调查研究显示心肌炎的发生率为 1.05%[6]，但真实发生率可能被低估。PD-1、PD-L1 和 CTLA-4 抑制剂的心肌炎发生率分别为 0.5%、2.4% 和 3.3%[5]，PD-1 或 PD-L1 抑制剂联合 CTLA-4 抑制剂联合治疗时发生率增加，症状出现更早、更严重，死亡率更高[4]。国外报道心肌炎中位发生时间为用药后 27 天，中位发生年龄 65（±15）岁，81% 的心肌炎发生在用药后 3 个月内[5]。中国人群心肌炎的中位发生时间为用药后 38 天（2~420 天），中位发生年龄 65 岁（36~80），81.2% 发生在 ICIs 用药的第 1~2 次[6]。

c 心肌炎在临床上可表现为无症状、轻微症状、明显症状或暴发性心肌炎[7]。初始症状多为非特异性，如乏力、心悸和气短等。重症心肌炎往往伴发其他 irAEs 如肌炎、呼吸功能障碍、肝功能异常、甲状腺功能异常等。典型心肌炎临床综合征包括心悸、胸痛、急性或慢性心力衰竭，以及心包炎、心包积液等一系列表现。需要与急性冠状动脉综合征（ACS）、肺栓塞（PE）、原发心血管疾病加重、肿瘤进展及其并发症、其他抗肿瘤治疗相关心血管并发症、其他原因所致的心肌炎等相鉴别。

d 心脏损伤生物标志物升高往往早于临床症状的发生，与病情的严重程度呈正相关，主要包括肌钙蛋白（cTn）、肌红蛋白（Mb）、肌酸激酶同工酶（CK-MB）、肌酸肌酶（CK），其中cTn的特异性最高，阳性率约90%，常合并Mb、CK-MB、CK、谷草转氨酶（AST）、利钠肽[8]、乳酸脱氢酶（LDH）等升高，cTn、NT-proBNP越高，死亡风险越大[9]，Mb持续升高预示结局不佳[10]。

e 心肌炎的早期诊断重在主动监测策略[11]，包括用药前基线评估和用药后监测。基线评估包括收集基础病史、临床表现、体格检查，完善心脏损伤生物标志物、利钠肽、D-二聚体、ECG和UCG等检查。用药3个月内密切随访患者症状体征变化，首剂治疗后7天内复查心脏损伤生物标志物，若与基线相似，随后ICIs每次用药前查心脏损伤生物标志物、ECG等。3个月后每次用药前监测症状体征、ECG，有可疑指征时查心脏损伤生物标志物、UCG等。

f 约90%心肌炎出现ECG异常，可以表现为各种类型的心律失常（窦性心动过速、心房颤动、房性或室性期前收缩、室上性心动过速、窦性停搏、房室传导阻滞、室内传导延迟或束支传导阻滞、室性心动过速或心室颤动、心脏停搏等），可以出现QT间期延长、ST段抬高或T波倒置、R波幅度减低、异常Q波、低电压，但相对特异性表现为房室传导阻滞[5]。

g 不到50%的心肌炎患者出现左室射血分数（LVEF）下降，可能出现节段室壁运动异常、弥漫性左室收缩功能减退、心腔扩大或室壁增厚等改变[5]。无论LVEF是否正常，心肌炎患者整体长轴应变明显下降[12]。

h 心肌炎患者出现心肌晚期钆增强的比例不足50%，低于传统病因所致的心肌炎。

i 无症状性心肌炎[13]定义为：ICIs 用药后 Mb、CK-MB、CK 超过正常值上限 2.5 倍，同时肌钙蛋白明显高于基线水平，但无任何心血管症状、ECG 或 UCG 改变，并排除其他原因导致的酶谱升高。

j 心内膜心肌活检可见大量 T 淋巴细胞浸润，存在一定程度的纤维化，传导系统也可受累[14，15]。

k 确诊为重症心肌炎的患者应该尽早接受冲击剂量甲基强的松龙 500~1 000mg/d，连续 3~5d，24 小时无效需联合使用其他免疫抑制药物包括丙种球蛋白、抗胸腺球蛋白（ATG）、英夫利西单抗、吗替麦考酚酯等[16]，但应注意的是，对中 - 重度心力衰竭患者禁用大剂量（>5mg/kg）英夫利西单抗。冲击剂量激素应用过程中注意防治药物本身的不良反应如消化道溃疡、高血糖、高血压、低钙血症等，并警惕继发感染。

参考文献

[1] SAMIP R. MASTER, ARELIS ROBINSON, GLENN MORRIS MILLS, et al. Cardiovascular complications of immune checkpoint inhibitor therapy. J Clin Oncol, 2019, 37: Abstract 2568.

[2] SALEM JE, MANOUCHEHRI A, MOEY M, et al. Cardiovascular toxicities associated with immune checkpoint inhibitors: an observational, retrospective, pharmacovigilance study. Lancet Oncol, 2018, 19 (12): 1579-1589.

[3] WANG DY, SALEM JE, COHEN JV, et al. Fatal Toxic Effects Associated With Immune Checkpoint

Inhibitors: A Systematic Review and Meta-analysis. JAMA Oncol, 2018, 4 (12): 1721-1728.

[4] MOSLEHI JJ, SALEM JE, SOSMAN JA, et al. Increased reporting of fatal immune checkpoint inhibitor-associated myocarditis. Lancet, 2018, 391 (10124): 933.

[5] MAHMOOD SS, FRADLEY MG, COHEN JV, et al. Myocarditis in Patients Treated With Immune Checkpoint Inhibitors. J Am Coll Cardiol, 2018, 71 (16): 1755-1764.

[6] WANG F, QIN S, LOU F, et al. Retrospective analysis of immune checkpoint inhibitor-associated myocarditis from 12 cancer centers in China. J Clin Oncol, 2020, 38: e15130.

[7] BONACA MP, OLENCHOCK BA, SALEM JE, et al. Myocarditis in the setting of cancer therapeutics: proposed case definitions for emerging clinical syndromes in cardio-oncology. Circulation, 2019, 140 (2): 80-91.

[8] ESCUDIER M, CAUTELA J, MALISSEN N, et al. Clinical features, management, and outcomes of immune checkpoint inhibitor-related cardiotoxicity. Circulation, 2017, 136 (21): 2085-2087.

[9] 艾罗燕 , 余一祎 , 林瑾仪 , 等 . 真实世界中 50 例免疫检查点抑制剂相关严重不良反应分析 . 中国临床医学 , 27 (6): 938-944.

[10] WANG F, SUN X, QIN S, et al. A retrospective study of immune checkpoint inhibitor-associated myocarditis in a single center in China. Chin Clin Oncol, 2020, 9 (2): 16.

[11] 中国抗癌协会整合肿瘤心脏病学学会 , 中华医学会心血管病学分会肿瘤心脏病学学组 , 中国医师协会心血管内科医师分会肿瘤心脏病学专业委员会 , 中国临床肿瘤学会肿瘤心脏病学

专家委员会 . 免疫检查点抑制剂相关心肌炎监测与管理中国专家共识 (2020 版). 中国肿瘤临床 , 2020, 47 (20): 1027-1038.

[12] AWADALLA M, MAHMOOD SS, GROARKE JD, et al. Global longitudinal strain and cardiac events in patients with immune checkpoint inhibitorrelated myocarditis. J Am Coll Cardiol, 2020, 75 (5): 467-478.

[13] WANG F, QIN S. Progress in Diagnosis and Treatment of Immune Checkpoint Inhibitor-Associated Cardiotoxicity. J Cancer Immunol, 2020, 2 (3): 96-102.

[14] KOELZER VH, ROTHSCHILD SI, ZIHLER D, et al. Systemic inflammation in a melanoma patient treated with immune checkpoint inhibitors-an autopsy study. J Immunother Cancer, 2016, 4: 13.

[15] JOHNSON DB, BALKO JM, COMPTON ML, et al. Fulminant myocarditis with combination immune checkpoint blockade [J]. N Engl J Med, 2016, 375 (18): 1749-1755.

[16] NCCN Clinical Practice Guidelines in Oncology. Management of immunotherapy-related toxicity. Version 1. 2020.

眼毒性

葡萄膜炎[a-c]

分级	描述	Ⅰ级推荐	Ⅱ级推荐	Ⅲ级推荐
G1	无症状； 仅作临床或诊断观察	继续 ICIs 一周内请眼科会诊 酌情使用润滑液滴眼		
G2	前葡萄膜炎，提示医疗干预[b]	暂停 ICIs 在开始葡萄膜炎治疗之前请眼科会诊 配合眼科医师，局部或系统性使用糖皮质激素		
G3	后葡萄膜炎或全葡萄膜炎	永久停用 ICIs 开始激素治疗前请眼科会诊，根据建议使用局部或全身糖皮质激素治疗	恢复到 G0~1 后 4~6 周，根据发病的严重程度、前期对 ICIs 治疗的获益以及对糖皮质激素治疗的反应，谨慎选择少部分患者恢复 ICIs 治疗	
G4	患侧眼睛视力 <0.1 或失明	永久停用 ICIs 开始任何治疗前请眼科会诊，在指导下使用局部或全身糖皮质激素治疗		

上述证据类别全部为 2A 类。

巩膜炎[d]

分级	描述	Ⅰ级推荐	Ⅱ级推荐	Ⅲ级推荐
G1	无症状的 仅作临床或诊断性的观察	继续 ICIs；一周内请眼科会诊 酌情使用润滑液滴眼		
G2	有症状的，日常活动受限，视力 >0.5[b]	暂停 ICIs 在开始巩膜炎治疗之前请眼科会诊 配合眼科医师，局部或系统性使用糖皮质激素		
G3	有症状的，日常活动受限，视力 <0.5	永久停用 ICIs 开始激素治疗前请眼科会诊，根据建议使用局部或全身糖皮质激素治疗	恢复到 G0~1 后 4~6 周，根据发病的严重程度、前期对 ICIs 治疗的获益以及对糖皮质激素治疗的反应，谨慎选择少部分患者恢复 ICIs 治疗	
G4	患侧眼睛视力 <0.1 或失明	永久停用 ICIs 治疗前请眼科会诊，在指导下使用局部或全身糖皮质激素治疗		

上述证据类别全部为 2A 类。

【注释】

a 最常见的免疫相关性眼毒性是葡萄膜炎（前葡萄膜炎较后葡萄膜炎和全葡萄膜炎更常见），但发生率低于 1%[1, 2]。在进行眼部检查之前开始糖皮质激素治疗可能因感染导致视力状况恶化，可能影响眼科医师诊断的准确性并影响严重程度分级。

b 应警惕患者初次出现的视力模糊、飞蚊症、闪光、色觉改变、红眼症、畏光火光敏感、视物扭曲、视野改变、盲点、眼球柔软或动眼疼痛、眼睑水肿或突出或复视。

c 对于泛葡萄膜炎，如果大剂量糖皮质激素疗效不佳，可考虑加用英夫利西单抗等免疫抑制剂治疗。

d 有关于 ICIs 治疗引起眼眶炎、巩膜外层炎、眼睑炎、视神经水肿、溃疡性结膜炎及伴有黄斑部浆液性视网膜剥脱的 Vogt-Koyanagi-Harada 综合征的报道[3-5]。

参考文献

[1] VILLADOLID J, AMIN A. Immune checkpoint inhibitors in clinical practice: update on management of immune-related toxicities. Transl Lung Cancer Res, 2015, 4 (5): 560-575.

[2] BRICOUT M, PETRE A, AMINI-ADLE M, et al. Vogt-Koyanagi-Harada-like Syndrome Complicating Pembrolizumab Treatment for Metastatic Melanoma. J Immunother, 2017, 40 (2): 77-82.

[3] MATSUO T, YAMASAKI O. Vogt-Koyanagi-Harada disease-like posterior uveitis in the course of

nivolumab (anti-PD-1 antibody), interposed by vemurafenib (BRAF inhibitor), for metastatic cutaneous malignant melanoma. Clin Case Rep, 2017, 5 (5): 694-700.

[4] KIRATLI H, MOCAN MC, İRKEÇ M. In vivo Confocal Microscopy in Differentiating Ipilimumab-Induced Anterior Uveitis from Metastatic Uveal Melanoma. Case Rep Ophthalmol, 2016, 7 (3): 126-131.

[5] PAPAVASILEIOU E, PRASAD S, FREITAG SK, et al. Ipilimumab-induced Ocular and Orbital Inflammation—A Case Series and Review of the Literature. Ocul Immunol Inflamm, 2016, 24 (2): 140-146.

三、毒性监测

监测项目[a-d]	Ⅰ级推荐[c]	Ⅱ级推荐	Ⅲ级推荐
一般情况	在每次随访时均应进行临床症状及不良事件症状的评估，包括体格检查（含神经系统检查）、排便习惯等[e] 根据异常结果，给予相应处理		
影像学检查	在ICIs治疗期间，每4~6周复查胸、腹、盆腔CT等 根据异常结果，给予相应处理	根据症状及体征，不定期行特定部位的CT检查	每半年至1年，复查脑MRI、全身骨扫描
一般血液学检查	在ICIs治疗期间，每2~3周复查1次，然后每6~12周复查1次或根据指征复查血常规、生化全套等 根据异常结果，给予相应处理	如有指征，不定期对HbA1c，HBsAg，HBsAb，HBcAb，HCVAb，CMV抗体，T-spot检测，HIV抗体，HIV抗原（p24）等进行监测[f]	如有指征，不定期行HBV-DNA，HCV-RNA检查
皮肤、黏膜[g]	每次查房均行皮肤、黏膜检查，尤其针对具有自身免疫性皮肤病史的患者；及时记录病变的类型和程度 根据异常结果，给予相应处理	监测受累的BSA和病变类型，摄影记录	如有指征，行皮肤活检

毒性监测（续表）

监测项目[a-d]	Ⅰ级推荐[c]	Ⅱ级推荐	Ⅲ级推荐
胰腺	如果无症状，无需常规监测	若有症状，及时行血、尿淀粉酶以及胰腺影像学检查 根据异常结果，给予相应处理	
甲状腺[h]	在ICIs治疗期间，每4~6周复查一次TFTs，然后根据症状，每12周复查一次 根据异常结果，给予相应处理	如果TSH高，不定期查TPOAb 如果TSH低，不定期查TRAb	
肾上腺、垂体[h]	在ICIs治疗期间，每2~3周复查早晨8点的血浆皮质醇、ACTH以及TFTs，然后每6~12周随访 根据异常结果，给予相应处理	必要时，不定期复查LH、FSH、睾酮等	
肺[g, i]	在ICIs治疗期间，每4~6周复查静息或活动时血氧饱和度，以及常规肺部影像学检查 根据异常结果，给予相应处理	既往有肺部疾病（如COPD、NSIP、结节病或肺纤维化等）的患者，不定期行肺功能和6MWT	必要时可以考虑纤维支气管镜检查或肺部活检

毒性监测（续表）

监测项目 [a-d]	Ⅰ级推荐 [c]	Ⅱ级推荐	Ⅲ级推荐
心血管 [j]	在 ICIs 治疗期间，每 2~4 周复查 ECG、心肌酶谱等 根据异常结果，给予相应处理	不定期复查心梗标志物（如肌钙蛋白 I 或 T 等）、BNP 或 pro-BNP	必要时复查 24 小时动态 ECG
类风湿性 / 骨骼肌 [k]	如果无症状，无需常规监测	对先前存在疾病的患者，不定期行关节检查 / 功能评估	根据临床情况，检查 CRP、ESR 和肌酸磷酸激酶等

上述证据类别全部为 2A 类。

【注释】

a 在 ICIs 单药或联合治疗的过程中，监测毒性与评价疗效同样重要。联合治疗时需提高监测的频率，包括生化检测和影像学检查等。

b 毒性监测包括治疗中监测和治疗后随访。治疗中监测是指在患者接受 ICIs 治疗期间，定期或不定期通过对某些检验指标和脏器功能进行检测，从而早期、及时发现毒性。治疗后随访是指 ICIs 治疗结束后的一段时间内，定期或不定期通过对某些检验指标和脏器功能进行检测，从而早期、及时发现一些延迟出现的毒性。

c 由于部分毒性出现时间较晚，甚至在 ICIs 治疗结束后才出现，因此治疗后对上述检查、检验项目进行随访也非常重要。尤其是肾功能、甲状腺功能、垂体功能等指标。目前认为，患者在 ICIs 治疗结束后，应至少监测症状及血液学指标 1 年。

d 对于接受糖皮质激素和 TNF-α 抑制剂治疗毒性的患者，需要进行密切监测和随访，以评估其反应。

e 腹泻或 / 和结肠炎可在终止 ICIs 治疗的数月后出现，临床表现类似于 IBD[1]，而且结肠炎也可能发展成为 IBD[2]，因此对这类患者应该进行长期随访。

f 在使用 TNF-α 抑制剂治疗期间和治疗后数月，应对 HBV/HCV 携带者进行监测。

g 免疫相关性肺炎或皮肤毒性也会延迟出现，甚至在 ICIs 治疗结束后才发生，因此长期专科随访非常有必要[3, 4]。

h 出现甲状腺功能减退或垂体炎的患者大多需要长期接受激素替代治疗，因此对这些患者需要进行长期监测和随访。

i 根据指征请呼吸内科会诊，必要时考虑转科。

j 根据指征请心血管内科会诊，必要时考虑转科。

k 根据指征请风湿科会诊，必要时考虑转科。

参考文献

[1] CRAMER P, BRESALIER RS. Gastrointestinal and hepatic complications of immune checkpoint inhibitors. Curr Gastroenterol Rep, 2017, 19 (1): 3.

[2] CHEN JH, PEZHOUH MK, LAUWERS GY, et al. Histopathologic features of colitis due to immunotherapy with anti-PD-1 antibodies. Am J Surg Pathol, 2017, 41 (5): 643-654.

[3] Marthey L, Mateus C, Mussini C, et al. Cancer immunotherapy with anti-CTLA-4 monoclonal antibodies induces an inflammatory bowel disease. J Crohns Colitis, 2016, 10 (4): 395-401.

[4] WANG LL, PATEL G, CHIESA-FUXENCH ZC, et al. Timing of onset of adverse cutaneous reactions associated with programmed cell death protein 1 inhibitor therapy. JAMA dermatol, 2018, 154 (9): 1057-1061.

四、附录

附录 1　重启免疫检查点抑制剂治疗所致毒性[a-d]

发生器官	管理建议
皮肤	斑丘疹和 / 或瘙痒，或 RCCEP 等症状，待症状消退至 G1 后，可以重启 ICIs 治疗 出现严重或危及生命的大疱性疾病（G3~4），包括 SJS 或 TEN 等，永不考虑重启 ICIs 治疗
胃肠道	PD-1/PD-L1 抑制剂导致的 G2~3 结肠炎，在症状消退至≤ G1 时，可以重启 ICIs 治疗 PD-1/PD-L1 抑制剂导致的 G2~3 结肠炎，在一些罕见的、患者不能完全递减停用糖皮质激素的情况下，当患者仍在每日使用泼尼松≤ 10mg（或等效剂量）时，可以考虑重启 ICIs 治疗；但是建议在重启治疗的同时，使用维多利珠单抗 因为 CTLA-4 抑制剂导致的中度或危及生命的胃肠道毒性，永不考虑重启 ICIs 治疗
肝脏	表现为转氨酶升高不伴胆红素升高的 G2 肝脏毒性，可在 ALT/AST 恢复至基础水平且每日使用的糖皮质激素（如有使用）已经递减至泼尼松≤ 10mg（或等效剂量）时，可以重启 ICIs 治疗 对于 PD-1/PD-L1 抑制剂和 CTLA-4 抑制剂联合使用出现的 G3 肝脏毒性，在重启免疫治疗时仅推荐使用 PD-1/PD-L1 抑制剂 出现严重或危及生命的 G4 肝炎，永不考虑重启 ICIs 治疗

重启免疫检查点抑制剂治疗所致毒性（续表）

发生器官	管理建议
胰腺	有症状的 G2 胰腺炎，如果已经没有胰腺炎的临床或影像学证据，且淀粉酶、脂肪酶恢复正常，可以重启 ICIs 治疗 出现严重或危及生命的胰腺炎（G3~G4），永不考虑重启 ICIs 治疗
甲状腺	甲状腺功能减退者无需停药 甲状腺功能亢进者在症状及甲功改善之后，可以重启 ICIs 治疗
肾上腺	原发性肾上腺功能不全，在接受激素替代治疗后，可以重启 ICIs 治疗
垂体	垂体炎伴垂体肿大症状，在激素治疗后症状消失时，可以重启 ICIs 治疗 表现为 TSH/ACTH 和 / 或促性腺激素缺乏但不存在症状的垂体肿大的垂体炎，在替代性内分泌治疗的同时，可以继续 ICIs 治疗
内分泌（其他）	1 型糖尿病伴酮症酸中毒者，在酸中毒得以纠正且血糖恢复稳定后，可以重启 ICIs 治疗
肺部	进行性的 G1 肺炎，如果有改善的影像学证据，可以重启 ICIs 治疗 一旦 G2 肺炎已消退至≤ G1 且已经停用糖皮质激素，可以重启 ICIs 治疗 出现严重或危及生命的肺炎（G3~G4），永不考虑重启 ICIs 治疗
肾脏	G1~G2 肾脏毒性事件已消退至≤ G1，如果肌酐稳定，在同时使用糖皮质激素的情况下，可以重启 ICIs 治疗 出现重度蛋白尿（G3~G4），永不考虑重启 ICIs 治疗

重启免疫检查点抑制剂治疗所致毒性（续表）

发生器官	管理建议
眼	G2 眼毒性事件已消退至≤ G1，在请眼科会诊后，可以重启 ICIs 治疗 出现重度葡萄膜炎或巩膜外层炎（G3~G4），永不考虑重启 ICIs 治疗
神经系统	G2 重度肌无力经糖皮质激素治疗缓解后，可以重启 ICIs 治疗；G3~G4 者，永不重启 G1~ G2 周围神经病变已消退至≤ G1，或患者孤立的疼痛感觉神经病变控制良好，可以重启 ICIs 治疗 轻中度无菌性脑膜炎在症状全部消退时，可以重启 ICIs 治疗 任何级别的格林巴利综合征或横贯性脊髓炎，永不考虑重启 ICIs 治疗 出现 G2~G4 脑炎，永不考虑重启 ICIs 治疗
心血管	G1 心肌炎在症状消退后，可以重启 ICIs 治疗 出现 G2~ G4 心肌炎，永不考虑重启 ICIs 治疗
关节 / 骨骼肌	中重度炎症性关节炎，在症状控制后，可以重启 ICIs 治疗 发生显著影响日常生活或生活质量的重度炎症性关节炎，永不考虑重启 ICIs 治疗

上述证据类别全部为 2A 类。

【注释】

a 回顾性研究显示，14% 接受 PD-1/PD-L1 抑制剂治疗的 NSCLC 患者因出现 irAEs 而中断治疗，其中 56% 的患者经处理后重启 ICIs 治疗[1]。由于 ICIs 治疗的最佳持续时间并不确定，所以在 irAEs 缓解后何时重启 ICIs 治疗尚无一致性建议。患者的肿瘤应答状态是决定是否重启 ICIs 治疗的重要因素。因 irAEs 中断 ICIs 治疗并不影响整体疗效，但还需要前瞻性研究数据支持；如果初始 ICIs 治疗已经取得客观缓解（完全或部分缓解），这种疗效将会持续，重启 ICIs 治疗似无必要；如果机体对 ICIs 治疗尚无应答或者应答不充分，在 irAEs 控制之后应该尽快重启 ICIs 治疗[1, 2]。此外，尚需考虑患者既往发生 irAEs 的严重程度、器官和替代 ICIs 治疗的可行性。

b 因 irAEs 中断 ICIs 治疗后重启 ICIs 治疗，必须小心谨慎。重启 ICIs 治疗之后，需要严密监测原 irAEs 再次出现。如果 irAEs 再次出现，应永久终止使用该类 ICIs 治疗药物[3]。如果既往出现过重度或威胁生命的 irAEs，尤其是 G3~G4 心脏、肺和神经毒性，必须永久停止此类 ICIs 治疗。在某些 irAEs 完全控制之后，重启 ICIs 治疗时应尽量选择不同类型的 ICIs 治疗药物（如将 CTLA-4 抑制剂改为 PD-1/PD-L1 抑制剂）[4]。除少数情况外，当 G2 irAEs 经处理之后降为 ≤ G1 时，即可考虑重启 ICIs 治疗。在此情况下，极少数患者不能完全停止服用糖皮质激素，只要泼尼松每日使用剂量≤ 10mg（或等效剂量）且同时没有使用其他免疫抑制剂，即可开始重启 ICIs 治疗[5]。

c 针对不同器官的 irAEs 重启 ICIs 治疗注意事项有所不同，包括重启指征的把握，故在重启 ICIs 治疗之前，应酌情邀请专科会诊。

d 有研究表明，在重启 ICIs 治疗之后，接近一半的患者会再次出现 irAEs，其中 18%~26% 的 irAEs 在既往出现过（包括肝炎、胰腺炎、肺炎、肾炎等，而重复出现结肠炎的可能性较小），21%~23% 的 irAEs 则为新发[1, 6, 7]。对再次发生的 irAEs 其处理原则同前。

附录 2　免疫检查点抑制剂的毒性特征

毒性发生率[a-h]		
治疗方法	总体毒性中位发生率及范围（%）	G3 以上毒性中位发生率及范围（%）
CTLA-4 抑制剂[i]	90.5（60~96）	38.8（10~42）
PD-1 抑制剂[j]	75.7（58~82）	17.6（7~20）
PD-L1 抑制剂[k]	66.6（66~84）	15.7（5~17）
CTLA-4 抑制剂联合 PD-1/PD-L1 抑制剂[l]	94.2（75~95）	57.7（19~59）
ICIs 联合化疗[m]	84.5（69~99.8）	43.7（22.9~73.2）

免疫检查点抑制剂的毒性特征（续表）

毒性发生时间[1]		
毒性	中位发生时间（周）	最晚发生时间（周）
皮肤	4~7	155
胃肠道	3~6	145
肝脏	5~18	145
内分泌	8~12	165
肺	15~31	85
神经系统	11~13	121
肾脏	7~11	21

【注释】

a ICIs 相关的毒性的发生机制至今尚未完全明确，可能与免疫检查点通路在维持人体免疫稳态中的作用被破坏相关。CTLA-4 通过与 B7 相互作用，主要在免疫应答的早期阶段抑制 T 细胞的活化[8]，而 PD-1 则主要与 PD-L1 等相互作用，在免疫应答的较晚阶段抑制肿瘤组织中 T 细胞的活性[9]。因此，抑制 CTLA-4 与 PD-1 虽然均可导致 T 细胞的活性提高，在攻击肿瘤细胞的同时对正常组织也造成损伤，导致 irAEs 的发生，但由于 CTLA-4 在免疫应答的早期阶段即起重要的作用，对其抑制导致的毒性可能更加严重[10, 11]，同时，CTLA-4 抑制剂引起的毒性具有剂量相关性。除了 T 细胞对正常组织的损伤外，体液免疫、细胞因子的异常可能也在毒性的发生中起了作用[12-14]。最后，CTLA-4 抑制剂还可以与正常组织表达的 CTLA-4 直接结合，增强补体介导的炎症，从而导致 irAEs 的发生。如正常垂体细胞可以表达 CTLA-4，CTLA-4 抑制剂与其直接结合，导致垂体炎[15]。

b ICIs 相关的毒性可累及全身所有器官和组织。其中，皮肤、结肠、内分泌器官、肝脏和肺毒性更加常见，而神经系统和心血管系统毒性则较为罕见。

c CTLA-4 抑制剂与 PD-1 抑制剂常见的毒性类型有所区别。接受 CTLA-4 抑制剂治疗的患者更容易出现结肠炎、垂体炎及皮疹，而接受 PD-1 抑制剂治疗的患者更易出现肺炎、甲状腺炎[16]。不同的 PD-1/PD-L1 抑制剂毒性谱也存在区别，纳武利尤单抗（nivolumab）更常见导致内分泌毒性，帕博利珠单抗（pembrolizumab）所致关节炎、肺炎及肝脏毒性更常见，而 PD-L1 单抗 atezolizumab 引起甲状腺功能减退、恶心、呕吐的风险更容易[17]。国产 PD-1 单抗 SHR-1210（camrelizumab）则容易引起 RCCEP[18-20]。

d 不同瘤种患者常见的毒性类型也不尽相同。如与 NSCLC 相比，恶性黑色素瘤患者的胃肠道毒性和皮肤毒性更为常见，而肺炎相对较少[16]。

e ICIs 治疗总体安全，但仍有少部分患者因为毒性导致死亡（CTLA-4 抑制剂：1.08%；PD-1 抑制剂：0.36%；PD-L1 抑制剂：0.38%）。CTLA-4 抑制剂导致的死亡多由于结肠炎引起（70%），而PD-1 抑制剂 /PD-L1 抑制剂导致的死亡则常见于肺炎（35%）、肝炎（22%）及神经毒性（15%）[23]。CTLA-4 抑制剂与 PD-1 抑制剂联合使用时毒性增加，死亡率可达 1.23%，其中最常见的死亡原因为结肠炎（37%）和心肌炎（25%）[23]。同时，从发生时间来讲，致死性 irAE 的中位发生时间在 CTLA-4 抑制剂为 40 天，PD-1 抑制剂 /PD-L1 抑制剂为 40 天，而联合组则显著提前至 14 天。值得注意的是，心脏毒性如心肌炎，虽然发生率低［纳武利尤单抗（Nivolumab）单药：0.06%；纳武利尤单抗（Nivolumab）联合 Ipilimumab：0.27%），其他 PD-1/PD-L1 抑制剂也可能引起心脏相关毒性］，但一旦发生，其死亡率高达 50%[24]。

f ICIs 治疗与放疗联合，总体安全性可控。PACIFIC 研究显示，局部晚期 NSCLC 同期放化疗之后使用 Durvalumab 来巩固治疗，总体 3~4 度毒性为 29.9%，与安慰剂类似（26.1%），最常见的为肺炎，发生率为 3.4%，也与安慰剂类似（2.6%）[25]。值得注意的是，当 ICIs 治疗与放疗联合时，不同种族发生肺炎的风险可能不同。如 PACIFIC 研究的亚组分析发现，亚洲患者与非亚洲患者相比，亚洲患者接受 Durvalumab 产生肺炎的风险显著提高（OR 5.40；95% CI：3.16~9.43）[26]。KEYNOTE-799 研究显示，在放疗前使用帕博利珠单抗联合化疗进行诱导，总体 3~5 级毒性在鳞癌组为 64.3%，非鳞癌组为 41.1%，其中肺炎发生率在鳞癌组为 8%，非鳞癌组为 5.5%[27]。

g ICIs 联合化疗中的 ICIs 包括 Ipilimumab、帕博利珠单抗（Pembrolizumab）和 Atezolizumab。

h ICIs 治疗与抗血管生成治疗联合，总体安全性可控。IMbrave150 研究显示，晚期不可切除的肝细胞癌患者使用阿替利珠单抗联合贝伐珠单抗一线治疗的患者总体 3~4 级毒性为 56.5%，与对照组（索拉非尼）类似（55.1%），导致停药的比例为 15.5%，索拉非尼组为 10.3%。常见不良反应包括高血压（29.8% 任意级别 /15.2%3~4 级）、疲乏（20.4% 任意级别 /20.4%3~4 级）和蛋白尿（20.1% 任意级别 /3.0%3~4 级）[28]。在对 42 项使用帕博利珠单抗联合仑伐替尼的临床研究回顾性分析中发现，3 级及以上毒性发生率为 68.0%，而帕博利珠单抗单药治疗组为 17.7%，仑伐替尼单药组为 68.8%。常见不良反应包括高血压（20%~61.1%），疲乏（12%~59.1%），腹泻（9%~51.9%），甲状腺功能减退（25%~47%）和蛋白尿（8%~17%）[29]。RESCUE 研究显示使用阿帕替尼联合卡瑞利珠单抗一线或二线治疗肝细胞癌患者，3 级及以上毒性发生率为 77.4%，最常见不良反应为高血压（72.6% 任意级别 /34.2%3~4 级）[30]。一项 Ib/II 期研究显示阿帕替尼联合卡瑞利珠单抗治疗非小细胞肺癌经治患者，3 级及以上毒性发生率为 69.5%，最常见不良反应为高血压（57.1% 任意级别 /18.1%3~5 级）[30]。JAVELIN Renal 101 研究中使用 Avelumab 联合阿昔替尼一线治疗肾细胞癌患者 3~4 级毒性发生率为 71.2%，发生最多的为高血压（25.6%）。KEYNOTE 426 研究中，使用帕博利珠单抗联合阿昔替尼一线治疗肾细胞癌的患者中 3~4 级毒性发生率为 75.8%，发生最多的为高血压（22.1%）。在特瑞普利单抗联合阿昔替尼一线治疗黏膜黑色素瘤的患者中，3~4 级毒性发生率为 39.4%，发生最多的为高血压（9.1%）、蛋白尿（9.1%）和中性粒细胞减少（9.1%）。

i 在发生时间上，ICIs 相关的毒性可以在接受治疗后的任何时间发生，但通常在 1~6 个月内发生，胃肠道及皮肤毒性往往最早出现[31]。临床上还需引起警惕的是，ICIs 相关的毒性甚至可以在终止治疗后出现。

j CTLA-4 抑制剂包括：Ipilimumab 和 Tremelimumab（其中总体毒性中位发生率 Ipilimumab：85%，Tremelimumab：96%；3 级以上毒性：Ipilimumab：25.4%，Tremelimumab：52.3%）。

k PD-1 抑制剂包括纳武利尤单抗（Nivolumab）和帕博利珠单抗（Pembrolizumab），其中纳武利尤单抗（Nivolumab）总体毒性中位发生率：74.3%，帕博利珠单抗（Pembrolizumab）：77.1%；3 级以上毒性，纳武利尤单抗（Nivolumab）为 14.4%，帕博利珠单抗（Pembrolizumab）为 20.8%。

l PD-L1 抑制剂包括 Atezolizumab 和 Durvalumab。

m CTLA-4 抑制剂联合 PD-1/PD-L1 抑制剂包括 Ipilimumab 联合纳武利尤单抗（Nivolumab），其中 Ipilimumab 及纳武利尤单抗（Nivolumab）在不同瘤种中剂量可变。Nivolumab 3mg/kg q2w.+ Ipilimumab 1mg/kg q6w. 已被证实在多个瘤种的一线治疗中安全且耐受。CheckMate 227 研究显示：Ipilimumab 联合纳武利尤单抗（Nivolumab）任意级别的治疗相关不良反应为 77%，3~4 级发生率为 33%，均低于化疗组。最常见的首次免疫相关不良反应为皮肤毒性（34%）和内分泌毒性（23.8%）[32]。CheckMate 9LA 研究显示 Nivolumab 3mg/kg q2w. + Ipilimumab 1mg/kg q6w. +2 个周期化疗 3~4 级治疗相关不良反应发生率为 47%。大部分常见的任何级别 TRAEs（≥ 15%）是恶心，贫血，乏力，腹泻[33]。

附录 3 常用免疫抑制剂的用法、用量和适应证

药物类别 a-f, l-n	药物	用法	初始剂量	适应证
皮质类固醇	泼尼松	口服	0.5~1mg/（kg·d）	除甲状腺功能减退症和其他内分泌 irAE 可用激素补充治疗外的大多数免疫治疗相关 irAE 的主要治疗
	甲泼尼龙	静脉	1~2mg/（kg·d）	除甲状腺功能减退症和其他内分泌 irAE 可用激素补充治疗外的大多数免疫治疗相关 irAE 的主要治疗
抗 TNF-α 药物 g-i	英夫利西单抗	静脉输注	5~10mg/kg	48~72 小时内对类固醇无反应的严重 irAE 患者，免疫相关性结肠炎和炎性关节炎方面特别有效，避免用于免疫相关性肝炎患者
	依那西普	皮下注射	25mg 每周 2 次（间隔 72~96 小时）或 50mg 每周 1 次	
	阿达木单抗	皮下注射	每隔 1 周 40mg	

常用免疫抑制剂的用法、用量和适应证（续表）

药物类别[a-f, l-n]	药物	用法	初始剂量	适应证
α-4β-7 整联蛋白抑制剂	维多利珠单抗	静脉输注	300mg/ 次	免疫相关性结肠炎和伴随的肝炎
含霉酚酸酯的药物[j]	吗替麦考酚酯	口服	0.5~1g bid	G3~G4 的血液毒性
γ 球蛋白[k]	静脉注射免疫球蛋白（IVIG）	静脉输注	2mg/（kg · d）	在初始大剂量皮质类固醇疗效有限或无效后作为神经性 irAE 的二线或合并治疗

【注释】

a 对于特定的 irAE，如甲状腺功能减退症和其他内分泌 irAE，可用激素补充治疗，而不需要皮质类固醇治疗。

b 在免疫治疗过程中，允许使用灭活疫苗或死疫苗。由于活疫苗的使用尚不明确，因此不推荐在 ICIs 治疗期间使用。

c 皮质类固醇是大多数高级别 irAE 的主要和初始治疗，目前尚无证据显示使用皮质类固醇治疗 irAE 可降低 ICIs 的抗肿瘤疗效。

d 考虑到在预防情况下可能会降低 ICIs 治疗的有效性，在单独使用 ICIs 或联合没有既往输注反应的化疗药物时，不推荐常规使用皮质类固醇预处理。

e 对于神经系统、心脏或 3、4 级 irAE，应给予较高剂量的类固醇（如甲强龙或泼尼松 1~2mg/(kg·d)。

f 对于在 48~72 小时内对类固醇无响应的严重 irAE 患者，可以考虑在早期（~72 小时）开始抗 TNF-α 治疗（如英夫利西单抗 5mg/kg）。可能需要追加给予抗 TNF-α 治疗，并应在初次给予英夫利西单抗及其生物类似药后 2 周和 6 周给药。

g 抗 TNF-α 药物（如英夫利西单抗及其生物类似药）在治疗免疫相关性结肠炎和炎性关节炎方面特别有效。

h 英夫利西单抗有乙型 / 丙型肝炎病毒和结核病再激活的风险，在使用前应检测乙肝 / 丙肝病毒、潜伏 / 活动性结核病。

i 抗 TNF-α 药物应避免用于免疫相关性肝炎患者，可使用 α-4β-7 整联蛋白抑制剂（如维多利珠单抗）来治疗免疫相关性结肠炎和伴随的肝炎。

j 含霉酚酸酯的药物包括霉酚酸（MPA）或霉酚酸酯（MMF，MPA 的前药），现有证据支持该类药物用于治疗类固醇无响应的严重 irAE 患者，包括累及肝、肾、胰腺和眼的 irAE。

k 血浆置换和静脉注射免疫球蛋白（IVIG）的指征通常是在初始大剂量皮质类固醇疗效有限或无效后作为神经性 irAE 的二线或合并治疗。

l 作为后线免疫抑制治疗，但较少使用的药物包括利妥昔单抗、他克莫司、托珠单抗、环孢菌素、环磷酰胺、甲氨蝶呤和抗风湿药（如柳氮磺胺吡啶、来氟米特）。

m 接受免疫抑制剂治疗患者的支持治疗：长期全身性皮质类固醇需考虑预防高血糖、胃炎、机会性细菌或真菌感染，以及骨质疏松症。对于高血糖，推荐血糖监测及对症处理；对于胃炎，在类固醇治疗期间可给予 H2 受体阻滞剂或质子泵抑制剂；对于机会感染，考虑预防性抗菌和抗真菌药物。在接受相当于泼尼松≥ 20mg/d、≥ 4 周的患者中，应考虑预防肺囊虫肺炎（PJP），对于接受相当于泼尼松≥ 20mg/d、≥ 6 周的患者，可以使用磺胺甲噁唑预防肺孢子虫肺炎。考虑预防带状疱疹再激活。对于骨质疏松，考虑补充维生素 D 和钙剂。

n 类固醇逐渐减量：可能需要更长时间（4 周以上，有时 6~8 周或更长）以预防 irAE 复发，特别是肺炎和肝炎。建议根据受累器官的缓解情况及炎性标志物的变化逐渐调整剂量。

参考文献

[1] SANTINI FC, RIZVI H, PLODKOWSKI AJ, et al. Safety and efficacy of re-treating with immunotherapy after immune-related adverse events in patients with NSCLC. Cancer Immunol Res, 2018, 6 (9): 1093-1099.

[2] BRAHMER JR, LACCHETTI C, SCHNEIDER BJ, et al. Management of immune-related adverse events in patients treated with immune checkpoint inhibitor therapy: American Society of Clinical Oncology Clinical Practice Guideline. J Clin Oncol, 2018, 36 (17): 1714-1768.

[3] BORGHAEI H, PAZ-ARES L, HORN L, et al. Nivolumab versus Docetaxel in Advanced Nonsquamous Non-Small-Cell Lung Cancer. N Engl J Med, 2015, 373 (17): 1627-1639.

[4] MENZIES AM, JOHNSON DB, RAMANUJAM S, et al. Anti-PD-1 therapy in patients with advanced melanoma and preexisting autoimmune disorders or major toxicity with ipilimumab. Ann Oncol, 2017, 28 (2): 368-376.

[5] CHAMPIAT S, LAMBOTTE O, BARREAU E, et al. Management of immune checkpoint blockade dysimmune toxicities: a collaborative position paper. Ann Oncol, 2016, 27 (4): 559-574.

[6] POLLACK MH, BETOF A, DEARDEN H, et al. Safety of resuming anti-PD-1 in patients with immune-related adverse events (irAEs) during combined anti-CTLA-4 and anti-PD1 in metastatic melanoma. Ann Oncol, 2018, 29 (1): 250-255.

[7] DANLOS FX, VOISIN AL, DYEVRE V, et al. Safety and efficacy of anti-programmed death 1 antibodies in patients with cancer and pre-existing autoimmune or inflammatory disease. Eur J Cancer, 2018, 91: 21-29.

[8] KRUMMEL MF, ALLISON JP. CTLA-4 engagement inhibits IL-2 accumulation and cell cycle progression upon activation of resting T cells. N Engl J Med, 1996, 183 (6): 2533-2540.

[9] BOUSSIOTIS VA. Molecular and biochemical aspects of the pd-1 checkpoint pathway. N Engl J Med, 2016, 375 (18): 1767-1778.

[10] ROBERT C, SCHACHTER J, LONG GV, et al. Pembrolizumab versus ipilimumab in advanced

melanoma. N Engl J Med, 2015, 372 (26): 2521-2532.

[11] LARKIN J, CHIARION-SILENI V, GONZALEZ R, et al. Combined nivolumab and ipilimumab or monotherapy in untreated melanoma. N Engl J Med, 2015, 373 (1): 23-34.

[12] OSORIO JC, NI A, CHAFT JE, et al. Antibody-mediated thyroid dysfunction during T-cell checkpoint blockade in patients with non-small-cell lung cancer. Ann Oncol, 2017, 28 (3): 583-589.

[13] HARBOUR SN, MAYNARD CL, ZINDL CL, et al. Th17 cells give rise to Th1 cells that are required for the pathogenesis of colitis. Proc Natl Acad Sci U S A, 2015, 112 (22): 7061-7066.

[14] Callahan MK, Yang A, Tandon S, et al. Evaluation of serum IL-17 levels during ipilimumab therapy: Correlation with colitis. J Clin Oncol, 2011, 29, no. 15_suppl: 2505-2505.

[15] IWAMA S, DE REMIGIS A, CALLAHAN MK, et al. Pituitary expression of CTLA-4 mediates hypophysitis secondary to administration of CTLA-4 blocking antibody. Sc Transl Med, 2014, 6 (230): 230-245.

[16] KHOJA L, DAY D, WEI-WU CHEN T, et al. Tumour-and class-specific patterns of immune-related adverse events of immune checkpoint inhibitors: a systematic review. Ann Oncol, 2017, 28 (10): 2377-2385.

[17] XU C, CHEN YP, DU XJ. Comparative safety of immune checkpoint inhibitors in cancer: systematic review and network meta-analysis. BMJ, 2018, 363: k4226.

[18] QIN S, REN Z, MENG Z, et al. A randomized multicentered phase 2 study to evaluate SHR-1210

(PD-1 antibody) in subjects with advanced hepatocellular carcinoma (HCC) who failed or were intolerant to prior systemic treatment. ESMO. 2018.

[19] FANG W, YANG Y, MA Y, et al. Camrelizumab (SHR-1210) alone or in combination with gemcitabine plus cisplatin for nasopharyngeal carcinoma: results from two single-arm, phase 1 trials. Lancet Oncol, 2018, 19 (10): 1338-1350.

[20] XU JM, ZHANG Y, JIA R, et al. Anti-PD-1 antibody sHR-1210 combined with apatinib for advanced hepatocellular carcinoma, gastric or esophagogastric junction cancer: an open-label, dose escalation and expansion study. Clin Cancer Res. 2019, 25 (2): 515-523.

[21] MO H, HUANG J, XU J, et al. Safety, anti-tumour activity, and pharmacokinetics of fixed-dose SHR-1210, an anti-PD-1 antibody in advanced solid tumours: a dose-escalation, phase 1 study. Br J Cancer, 2018, 119 (5): 538-545.

[22] HUANG J, XU B, MO H, et al. Safety, activity, and biomarkers of SHR-1210, an anti-PD-1 antibody, for patients with advanced esophageal carcinoma. Clin Cancer Res, 2018, 24 (6): 1296-1304.

[23] WANG DY, SALEM JE, COHEN JV, et al. Fatal toxic effects associated with immune checkpoint inhibitors: a systematic review and meta-analysis. JAMA oncology, 2018, 24 (6): 1296-1304.

[24] LYON AR, YOUSAF N, BATTISTI NML, et al. Immune checkpoint inhibitors and cardiovascular toxicity. Lancet Oncol, 2018, 19 (9): e447-e458.

[25] ANTONIA SJ, VILLEGAS A, DANIEL D, et al. Durvalumab after chemoradiotherapy in stage Ⅲ

non-small-cell lung cancer. N Engl J Med, 2017, 377 (20): 1919-1929.

[26] VANSTEENKISTE J, NAIDOO J, FAIVRE-FINN C, et al. PACIFIC subgroup analysis: Pneumonitis in stage Ⅲ, unresectable NSCLC patients treated with durvalumab versus placebo after chemoradiotherapy. WCLC 2018. MA05. 02.

[27] JABBOUR SK, LEE KH, FROST N, et al. Phase II study of pembrolizumab (pembro) plus platinum doublet chemotherapy and radiotherapy as first-line therapy for unresectable, locally advanced stage Ⅲ NSCLC: KEYNOTE-799. J Clin Oncol, 38 (15_suppl): 9008-9008.

[28] FINN RS, QIN S, IKEDA M, et al; IMbrave150 Investigators. Atezolizumab plus Bevacizumab in Unresectable Hepatocellular Carcinoma. N Engl J Med, 2020, 382 (20): 1894-1905.

[29] MO DC, LUO PH, HUANG SX, et al. Safety and efficacy of pembrolizumab plus lenvatinib versus pembrolizumab and lenvatinib monotherapies in cancers: A systematic review. Int Immunopharmacol, 2021, 91: 107281.

[30] XU J, SHEN J, GU S, et al. Camrelizumab in Combination with Apatinib in Patients with Advanced Hepatocellular Carcinoma (RESCUE): A Nonrandomized, Open-label, Phase II Trial. Clin Cancer Res, 2021, 27 (4): 1003-1011.

[31] Eigentler TK, Hassel JC, Berking C, et al. Diagnosis, monitoring and management of immune-related adverse drug reactions of anti-PD-1 antibody therapy. Cancer Treat Rev, 2016, 45: 7-18.

[32] Hellmann MD, Paz-Ares L, Bernabe Caro R, et al. Nivolumab plus Ipilimumab in Advanced Non-

Small-Cell Lung Cancer. N Engl J Med. 2019, 381 (21): 2020-2031.

[33] Paz-Ares L, Ciuleanu TE, Cobo M, et al. First-line nivolumab plus ipilimumab combined with two cycles of chemotherapy in patients with non-small-cell lung cancer (CheckMate 9LA): an international, randomised, open-label, phase 3 trial. Lancet Oncol. 2021, 22 (2): 198-211.